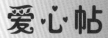

爱·心·帖

专家提示

更年期是妇女一生中的一个重要阶段，也是多事之秋。更年期妇女，由于卵巢功能减退，垂体功能亢进，分泌过多的促性腺激素，会引起自主神经功能紊乱，从而出现一系列程度不同的症状，这一切都很正常，不必过分担心。同时，妇女们也应有意识地采取各种措施，维护和增进自我心理健康，健康愉快地度过后半身。

《专家诊治更年期疾病》

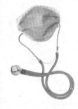

挂号费丛书 **升级版**

姓名		性别		年龄		就诊卡号	

专家诊治
更年期疾病

科别	内分泌科	日期		费别	

朱芝玲　主编

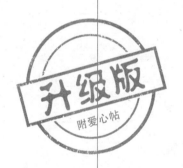

升级版

附爱心帖

药价	

上海科学技术文献出版社

图书在版编目（CIP）数据

专家诊治更年期疾病 / 朱芝玲主编 . —上海：上海
科学技术文献出版社，2012.7
ISBN 978-7-5439-5389-5

Ⅰ . ①专… Ⅱ . ①朱… Ⅲ . ①更年期—综合征—诊
疗 Ⅳ . ① R588

中国版本图书馆 CIP 数据核字（2012）068500 号

责任编辑：胡德仁
美术编辑：徐 利

专家诊治更年期疾病
朱芝玲 主编
＊
上海科学技术文献出版社出版发行
（上海市长乐路 746 号 邮政编码 200040）
全国新华书店经销
常熟市人民印刷厂印刷
＊
开本 850×1168 1/32 印张 6.5 字数 145 000
2012 年 7 月第 1 版 2015 年 4 月第 2 次印刷
ISBN 978 - 7 - 5439 - 5389 - 5
定价：15.00 元
http://www.sstlp.com

随着人们物质文化生活水平的提高，一旦生了病，就不再满足于"看病拿药"了。病人希望了解自己的病是怎么得的？怎么诊断？怎么治疗？怎么预防？当然这也和疾病谱的变化有关。过去，患了大叶性肺炎，打几针青霉素，病就好了。患了夜盲症，吃些鱼肝油丸，也就没事了。至于怎么诊断、治疗，怎么预防，人们并不十分关心。因为病好了，没事了，事过境迁，还管它干嘛呢？可是现代的病不同了，许多的病需要长期治疗，有的甚至需要终生治疗。许多病不只需要打针服药，还需饮食治疗、心理调适。这样，人们自然就需要了解这些疾病的相关知识了。

到哪里去了解？当然应该问医生。可是医生太忙，有时一个上午要看四五十位病人，每看一位病人也就那么五六分钟，哪有时间去和病人充分交谈。病人有困惑而不解，自然对医疗服务不满意，甚至对医嘱的顺从性就差，事实上便影响了疗效。

病人及其家属有了解疾病如何防治的需求，而门诊的医生爱莫能助。这个矛盾如何解决？于是提倡普及医学科学知识，报刊、杂志、广播、电视都常有些介绍，对一般群众增加些防病、治病的知识，当然甚好，但对于患了某病的病人或病人的家属而言，就显得不够了，因为他们有很多很多的问题要问。把与某一疾病相关的知识汇集成册，是一个好主意,病人或家属一册在手,犹如请来了一位家庭医生,随时可以请教。

上海科学技术文献出版社有鉴于此,新出一套"挂号费丛书"。每册之售价约为市级医院普通门诊之挂号费,故以名之。"挂号费丛书"尽选常见病、多发病,聘请相关专家编写该病的来龙去脉、诊断、治疗、护理、预防……凡病人或家属可能之疑问,悉数详尽解述。每册10余万字,包括数百条目,或以问诊方式,一问一答,十分明确;或分章节段落,一事一叙一目了然。而且作者皆是各科专家,病人或家属所需了解之事他们自然十分清楚,所以选题撰稿,必定切合需要。而出版社方面则亦在字体、版式上努力,使之更能适应各阶层、各年龄之读者需要。

所谓珠联璧合,从内容到形式,"挂号费丛书"确有独到之处。我相信病人或家属读了必能释疑解惑,健康的人读了也必有助于防病强身。故在丛书即将出版之时,缀数语于卷首,或谓之序,其实即是叙述我对此丛书之认识,供读者参考而已。不过相信诸位读后,必谓我之所言不谬。

复旦大学附属中山医院内科学教授

上海市科普作家协会理事长

杨秉辉

代　序

人的一生总是不平静的,当进入更年期这个由中年迈向老年的过渡时期,由于内分泌功能的减退和失调,身体的各个器官和系统功能会发生一系列变化,这些变化引起的症状统称为低雌激素相关疾病,包括更年期综合征。更年期是每个人必然要经历的生理过程,然而,生理和病理的界限有时并不那么分明。中医学认为更年期"肾气"渐衰,阴阳趋向失衡或低水平平衡,导致对外界致病因素的抗御能力减退,易产生各种不适症状,甚至某些疾病乘虚而入。

现代科学检测证实,人进入更年期后,除最明显的性功能衰减以外,由于体内平衡失调,影响人体正常的代谢平衡,蛋白质、糖类和脂肪的代谢受到影响,精神、神经系统的敏感性发生改变,特别是免疫功能减弱,多种生理功能发生退行性改变,多种原因造成疾病滋生,症状繁杂,心理承受能力明显降低,似乎经常处于疾病包围之中,感觉总是不如意。

更年期内分泌发生变化,卵巢功能减退乃至消失,体内雌激素缺乏,可引起一些不适与疾病,如老年性阴道炎、泌尿道感染、萎缩性膀胱炎、尿失禁、子宫脱垂、更年期综合征、骨质疏松症、骨折、颈椎病等;高血压、冠心病、糖尿病等内科疾病也不少见。有资料报道,绝经后主诉有冠心病症状的明显增加,绝经后冠心病的发生率是绝经前的2倍;动脉粥样硬化性心脏病发生也明显增加。卵巢癌、宫颈癌与子宫内膜癌等在更年期发病率均高于其他时期。卵巢癌发生于绝经前后的妇女以 40～65 岁为多见；外阴癌中 75% 发生于绝经后；乳腺癌的高发年龄为 45～55 岁；脑供血不足、脑血栓形成、糖尿病、甲状腺功能亢进（甲亢）等的发病率在更年期及绝经后也明显上升。

近年来，更年期心理与精神疾病也是我们研究的方向，更年期各系统功能的紊乱、内分泌系统失调，使这一时期的医疗与保健显得非常重要，这将直接关系到妇女的健康与长寿。

编　者

总序

代序

患了更年期疾病主要有哪些症状

患了更年期综合征主要有哪些症状 ……… 002

患了更年期功能失调性子宫出血会有哪些
症状 ………………………………… 003

患了更年期心理疾病会出现哪些症状 …… 004

患了更年期抑郁症会有哪些症状 ………… 005

患了更年期偏执状态会有哪些症状 ……… 006

什么是更年期神经症 …………………… 007

患了更年期癔症会有哪些症状 …………… 008

患了更年期外阴白色病变会有哪些症状 … 009

患了老年性阴道炎会有哪些症状 ………… 010

患了妇科肿瘤会有哪些症状 …………… 011

患了宫颈癌会有哪些症状 ……………… 011

患了子宫内膜癌会有哪些症状 ………… 012

出现哪些信号应警惕患了卵巢癌 ……… 013

患了原发性输卵管癌会有哪些症状 …… 014

患了子宫肌瘤会有哪些症状 …………… 015

患了更年期心血管疾病会有哪些症状 …… 016

更年心是怎么一回事 …………………… 017

患了更年期骨质疏松症会有哪些症状 …… 018

患了更年期乳腺疾病会有哪些症状 …… 019

患了乳腺癌会有哪些表现 ……………… 021

患了更年期糖尿病会有哪些症状 ……… 022

患了更年期疾病需进行哪些项目诊断检查

患了更年期综合征应怎样诊断检查 …… 026

更年期妇女雌激素发生变化有哪些特点 … 026

专家诊治 更年期疾病

ZHUANJIA ZHENZHI GENGNIANQI JIBING

目录

更年期综合征应与哪些疾病相鉴别 ……… 027

患了更年期功能失调性子宫出血应怎样

　诊断检查 ……………………………… 029

怎样的月经属正常范围 ……………………… 030

更年期月经失常是由卵巢功能减退引起

　的吗 …………………………………… 031

患了更年期抑郁症应怎样诊断检查 ……… 032

患了更年期偏执状态应怎样诊断检查 …… 033

患了更年期神经症应怎样诊断检查 ……… 034

患了更年期癔症应怎样诊断检查 ………… 034

患了更年期外阴白色病变需做哪些诊断

　检查 …………………………………… 035

患了老年性阴道炎需做哪些诊断检查 …… 036

患了妇科恶性肿瘤需做哪些诊断检查 …… 036

宫颈活检是怎么一回事 …………………… 037

患了子宫内膜癌应怎样诊断检查 ………… 038

子宫内膜癌易与哪些疾病相混淆 ………… 039

怎样早期发现卵巢肿瘤 …………………… 040

患了更年期子宫肌瘤需做哪些诊断检查 … 041

患了更年期心血管疾病需做哪些诊断

　检查 …………………………………… 042

发生心慌、心悸是患了心脏病吗 ………… 043

冠心病的心绞痛与心绞痛综合征有何

　不同 …………………………………… 043

患了更年期骨质疏松症需做哪些诊断

　检查 …………………………………… 044

怎样了解骨代谢变化 ……………………… 045

何谓骨密度？应怎样测量 ………………… 046

骨质疏松症应与哪些疾病相鉴别 ………… 047

更年期乳腺疾病为何要及早发现 ………… 048

乳腺疾病有哪些自我检查方法 …………… 049

患了乳腺疾病需做哪些诊断检查 ………… 049

患了更年期糖尿病需做哪些诊断检查 …… 050

更年期疾病病人应掌握哪些基础医学知识

何谓更年期 ……………………… 054

女性更年期包括哪几个阶段 …………… 055

妇女更年期一般可持续多长时间 ……… 056

怎样预测更年期的到来 ………………… 056

人人都会患更年期综合征吗 …………… 058

哪些人群易患更年期综合征 …………… 059

哪些因素会诱发更年期综合征 ………… 059

妇女没有月经也会有更年期吗 ………… 060

更年期妇女为何会发生手脚发麻 ……… 061

更年期妇女为何易患尿失禁 …………… 062

男性也会患更年期综合征吗 …………… 063

何谓男性更年期综合征 ………………… 064

男性更年期生殖系统会发生哪些变化 … 064

更年期综合征为何女性多于男性 ……… 065

哪些是更年期综合征最突出的表现 …… 066

更年期妇女为何有潮红、潮热现象 …… 067

何谓更年期功能失调性子宫出血 ……… 068

为什么会发生更年期功能失调性子宫

出血 …………………………… 069

哪些因素会导致妇女更年期雌激素过多 …070

患了更年期功血子宫内膜有哪些变化 … 071

更年期妇女会有哪些心理变化 ………… 072

更年期妇女性格变化会受哪些因素影响 … 073

更年期妇女为何易患抑郁症 …………… 075

何谓更年期癔症 ………………………… 076

更年期妇女外阴部会有哪些变化 ………… 076

患了外阴白色病变会发生癌变吗 ………… 077

发生外阴白色病变有哪些病因 ………… 078

更年期妇女为何易发生外阴瘙痒 ………… 078

患了老年性阴道炎怎么办 ………… 079

女性为何要定期进行妇科检查 ………… 080

外阴癌有哪些常见发病原因 ………… 081

女性应怎样预防外阴癌 ………… 082

哪些因素会促使宫颈癌的发生 ………… 082

预防宫颈癌有哪些保健措施 ………… 083

何谓子宫内膜增生过长 ………… 084

何谓子宫内膜癌 ………… 085

绝经后阴道出血怎么办 ………… 086

哪些生殖器恶性肿瘤会引起绝经后出血 … 087

哪些良性疾病也可引起绝经后阴道流血 … 088

患子宫内膜癌与哪些因素有关 ………… 089

卵巢肿大就是患了癌症吗 ………… 090

卵巢肿瘤有哪些类型 ………… 091

患了卵巢癌会遗传吗 ………… 092

输卵管会发生哪些肿瘤 ………… 093

患了子宫肌瘤怎么办 ………… 094

何谓动脉粥样硬化 ………… 095

什么是血脂和脂蛋白 ………… 096

何谓高脂血症 ………… 097

为何绝经后易患冠心病 ………… 098

冠心病为何常在夜间发作 ………… 099

骨是怎样构成的 ………… 100

骨代谢是怎样进行调节的 ………… 100

何谓骨质疏松症 ………… 102

中老年人为什么会发生骨质疏松症 102

发生骨质疏松症有哪些类型 ……… 104

骨质疏松症与骨质增生有何区别 ……… 105

骨质疏松症关节疼痛有哪些特点 ……… 105

患骨质疏松症哪些部位易发生骨折 ……… 106

为什么椎骨最易发生骨折 ……… 107

绝经后妇女为何易发生骨折 ……… 108

雌激素缺乏为何易患骨质疏松症 ……… 109

哪些人易患骨质疏松症 ……… 110

糖尿病性骨质疏松是怎么一回事 ……… 111

更年期妇女为何易患骨质疏松症 ……… 112

为什么女性比男性更易患骨质疏松症 ……… 113

什么是乳腺增生病 ……… 114

何谓乳腺小叶增生 ……… 115

什么是乳腺囊性增生病 ……… 115

乳腺增生病为何会逐年增高 ……… 116

哪些人容易患乳腺增生病 ……… 116

患了乳腺增生病会发生癌变吗 ……… 118

患乳腺癌有哪些高危因素 ……… 118

更年期妇女为何易患糖尿病 ……… 120

更年期哪些内分泌易发生变化 ……… 120

何谓糖尿病并发症 ……… 121

更年期妇女为啥会"发福" ……… 121

肥胖会带来哪些不良后果 ……… 122

医生对更年期疾病会进行哪些诊断治疗

医生对更年期疾病会进行哪些治疗 ……… 126

性激素替代治疗有哪些疗效 ……… 127

哪些妇女不宜使用性激素替代治疗 ……… 128

更年期妇女为何不能擅自用性激素替代

治疗 ……… 129

专家诊治

更年期疾病

ZHUANJIA ZHENZHI GENGNIANQI JIBING

目录

性激素替代治疗前应做哪些准备工作 ······ 129

怎样使用性激素替代治疗最安全 ·········· 131

性激素替代治疗应怎样合用雌孕激素 ······ 132

性激素替代治疗时应怎样加用孕激素 ······ 133

性激素替代治疗为何需加雄激素 ·········· 134

为何不能用避孕药代替性激素替代治疗 ··· 135

更年期妇女都需要用性激素替代治疗吗 ··· 136

怎样正确看待性激素替代治疗 ············ 137

性激素替代治疗为何要因人而异 ·········· 138

性激素替代治疗会有哪些不良反应 ········ 139

性激素替代治疗会致癌吗 ················ 140

性激素替代治疗乳房胀痛怎么办 ·········· 141

性激素替代治疗阴道出血怎么办 ·········· 142

性激素替代治疗应怎样进行随访 ·········· 143

怎样用谷维素治疗更年期综合征 ·········· 144

中医学是怎样辨证分型更年期综合征 ······ 145

中医学是怎样辨证治疗更年期综合征 ······ 146

更年期潮热发作怎么办 ·················· 147

患了更年期功血有哪些治疗方法 ·········· 148

怎样应用性激素治疗更年期功血 ·········· 149

患了更年期抑郁症应怎样治疗 ············ 150

患了更年期类偏执症应怎样治疗 ·········· 150

患了更年期神经癔症应怎样治疗 ·········· 151

患了更年期神经症应怎样治疗 ············ 152

患了外阴白色病变应怎样治疗 ············ 154

患了外阴瘙痒应怎样治疗 ················ 155

患了老年性阴道炎应怎样治疗 ············ 156

患了外阴癌应怎样治疗 ·················· 157

患了宫颈癌应怎样治疗 ·················· 158

患了子宫内膜癌应怎样治疗 ·············· 158

专家诊治

更年期疾病

ZHUANJIA ZHENZHI GENGNIANQI JIBING

目录

患了卵巢肿瘤应怎样治疗 …………… 159

患了子宫肌瘤应怎样治疗 …………… 160

患了更年期心血管疾病应怎样治疗 ……… 162

怎样预防冠心病心绞痛的发生 ……… 162

应怎样科学预防更年心 ……………… 164

患了绝经后骨质疏松症应怎样治疗 …… 164

怎样用降钙素治疗骨质疏松症 ……… 165

中老年人应怎样合理补充钙 ………… 166

患了更年期乳腺疾病应怎样治疗 ……… 167

怎样治疗糖尿病 …………………… 168

怎样控制肥胖 ……………………… 169

经医生诊断治疗后病人应怎样进行康复

经医生治疗后病人应怎样康复 ……… 172

怎样预防更年期综合征 ……………… 173

更年期应怎样保持心理健康 ………… 174

更年期抑郁症病人应怎样自我心理调节 … 176

外阴白色病变病人应怎样进行康复 …… 177

外阴和阴道的局部应怎样护理 ……… 178

食疗有哪些重要性 ………………… 178

妇科恶性肿瘤病人应怎样进行康复 …… 179

子宫肌瘤病人应怎样进行康复 ……… 180

更年期心血管疾病病人应怎样进行康复 … 180

更年期骨质疏松症病人应怎样进行康复 … 182

更年期乳腺疾病病人应怎样进行康复 …… 186

更年期糖尿病病人应怎样进行康复 ……… 187

挂号费丛书·升级版总书目

专家诊治 更年期疾病

ZHUANJIA ZHENZHI GENGNIANQI JIBING

目录

患了更年期疾病
主要有
哪些症状

姓名 Name _____ 性别 Sex ____ 年龄 Age _____

住址 Address _____

电话 Tel _____

住院号 Hospitalization Number _____

X 线号 X-ray Number _____

CT 或 MRI 号 CT or MRI Number _____

药物过敏史 History of Drug Allergy _____

患了更年期综合征
主要有哪些症状

更年期是卵巢功能逐渐衰退到最后消失的一个过渡时期,以绝经的表现最为突出。在绝经前后或因手术、放射治疗破坏卵巢功能而绝经的,可出现一系列以自主神经功能紊乱为主的症候群,称为更年期综合征。少数妇女症状较严重,以致影响生活与工作。

更年期综合征主要表现有:

① 月经紊乱:常是更年期综合征最早的症状,其原因70%~80%是功能性的,与卵巢功能衰退有关。多为月经期不规则,持续的时间与月经量也会发生变化。

② 精神神经症状:a. 潮热出汗是更年期综合征的典型症状,主要表现为面部和颈胸部皮肤阵阵发热,伴有烘热,随之出汗。这种症状轻者1天内可发作数次,重者可发作10余次或更多。b. 神经过敏、情绪不稳定。有两种不同类型:兴奋型表现为易激动、多疑、脾气暴躁、喜怒无常;抑郁型表现为时常抑郁、焦虑不安、缺乏自信心、记忆力减退等。

③ 泌尿、生殖道的改变:外阴皮肤干皱;皮下脂肪变薄;阴道干燥,弹性减退,导致性交疼痛;子宫缩小,宫旁的韧带和盆底组织松弛,易发生阴道壁膨出与子宫脱垂。乳房萎缩下垂。尿道、膀胱发生萎缩,常有尿失禁与反复发作的膀胱炎。外生殖器萎缩,阴道黏膜变薄,月经变化,性功能减退或亢进。

④ 心血管系统的症状:绝经后妇女冠心病的发作率增高,还可出现高血压,其特点是以收缩压升高为主,而且波动较大。有时还可发生阵发性心动过速或过缓,胸前区不

适等类似心绞痛的症状。

⑤ 骨与关节症状：常有腰背疼痛与骨关节疼痛，绝经后妇女骨质吸收速度快于骨质生成，促使钙的丢失使骨质疏松，因而容易发生骨折。

⑥ 感觉异常：常见的感觉异常有走路飘浮感，登高有恐惧感；皮肤出现感觉异常，如蚁走感等；也有一些人表现为咽喉部似有异物堵塞，吞之不下，吐之不出，俗称"梅核气"。

⑦ 代谢紊乱：如体形肥胖，食欲亢进，血糖升高，轻度水肿。

更年期综合征的症状很多，但并不是每个妇女都具有所有的症状，症状出现的早晚、多少、程度轻重、持续时间长短也因人而异。上述症状是中年过渡到老年的过程中，由于内分泌改变所引起的；经过一定时期，人体适应了新的内分泌功能，上述症状即会逐步缓解、消失。

患了更年期功能失调性子宫出血会有哪些症状

更年期的第一个临床表现是月经改变。绝经前约70%的妇女会出现月经改变，这时卵巢排卵率明显下降，月经从规则变为不规则，月经周期延长或缩短。最后月经停止，称为绝经。据统计，妇女在40～45岁时月经不规律为16%～30%；45岁以后为30%～51%。部分妇女经量减少或经期缩短，部分妇女经量增多、经期延长。绝经前妇女异常子宫出血的原因除器质性病变外，主要为无排卵性功能失调性子宫出血（简称功血）。一般从卵巢功能衰退到月经停止，月经改变表现的形式大体分为3种。

① 月经突然停止：即闭经：10%～15%妇女在40岁以

后月经突然停止，且以后不再来潮，直接进入绝经期与绝经后期。

② 月经周期不规则：是最常见的月经改变形式，有两种表现形式：a. 周期缩短（仅仅 20 天左右），月经持续时间也缩短，经量逐渐减少，然后完全停止。b. 周期间隔延长，可长达 2～3 个月来潮一次，或数个月不来潮；也有些妇女停经几个月后又可恢复每月一次月经，然后渐趋停止。

③ 不规则出血：10%～20% 的妇女表现为月经周期不规则，经期延长、经量增加，淋漓不净或大量出血不止。有时先停经数周或数月，然后发生不规则阴道出血，血量常较多，持续 2～3 周或更长时间，不易自止。持续时间长短与雌激素作用持续时间及撤退速度有关。

月经改变紊乱虽是更年期妇女的生理变化之一，但又是多种疾病及某些全身性疾病的症状之一，因此更年期妇女出现月经紊乱应及早就医，并定期做妇科检查，排除其他疾病，及时诊断，早期治疗。

患了更年期心理疾病
会出现哪些症状

更年期是指人生由中年向老年过渡的时期，男性为 50～60 岁，女性为 45～55 岁。在这期间发生的精神病，通称为更年期精神病。该病以女性为多见。据统计，女性病人较男性多 4～5 倍。目前，有关更年期精神病的病因仍未明确，但研究者认为，内分泌功能减退、精神因素、性格特点、社会因素和遗传因素等几方面对起病均有一定影响。多方面原因的共同影响，使少数妇女出现抑郁、焦虑、偏执、脑功能衰退，甚至幻觉、妄想等精神状态，以及自主神经功能紊乱等躯体症状。其临床主要特征为：a. 更年期首次发病。b. 精神症状以情感的抑郁、焦虑和紧张为主，可有幻觉和疑病、虚无、自罪、被害、嫉妒等妄想。c. 多伴有失眠、躯体不适和自主神经紊乱等症状，并有内分泌特别是性腺功能减退与衰老等表现。d. 一般无智能障碍。

更年期精神症状以更年期抑郁症、更年期偏执状态和更年期神经症多见。

患了更年期抑郁症
会有哪些症状

更年期抑郁症是更年期精神障碍中较多见的一种类型，大多起病缓慢。早期多有更年期综合征的表现，有些病人起病数年前就有头痛、头昏、记忆力减退、失眠等神经衰弱症状。起病后，逐渐出现疲乏无力、四肢麻胀、躯体不适感，病情发展呈渐进性，病程较长，以焦虑、紧张不安、抑郁、猜疑、疑病等情感障碍为主要临床表现，没有明显的思维和运动性抑制。

临床表现可分为两个方面：

① 生理异常：表现为头痛、头昏、心悸、胸痛、胸闷、失眠、多汗、面部阵阵潮红、四肢麻木、脚手掌心潮热出汗、寒热兼作、食欲减退、胃肠功能紊乱、便秘、月经紊乱和性功能减退等。

② 精神异常：早期表现为敏感、多疑、烦躁、易怒、脆弱易哭、情绪低落、注意力不集中等。随着病程延长，病情逐渐加重，出现情绪抑郁、坐卧不宁、搓手顿足、恐惧紧张、惶惶不可终日、有大祸临头之感，担心自己和家人将会遭到不幸，对细微小事过于计较，对自身变化过于敏感，反复回想

以往不愉快的事。进而出现自罪观念，责备自己没有尽到责任，对不起亲人；或者终日忧愁自己无能，感到不能为党、为人民工作，反而给别人增加了麻烦；或认为自己得了不治之症，病人常感到躯体上很不适，精神上很痛苦，觉得生不如死。为了摆脱痛苦，病人常会千方百计地采取隐蔽方式自杀，难以防范。

更年期抑郁症以焦虑为最普遍的症状，抑郁也是该病的主要症状。更年期抑郁症病人智能良好，明知有病，却又拒绝就医。思维、行动并无迟钝，所以自杀行为常会突然发生，应加以防范。

患了更年期偏执状态会有哪些症状

更年期偏执状态起病比较缓慢，病程也较冗长，常迁延数年以上，发病时或病程中常伴有更年期综合征的症状。临床表现以嫉妒、被害、自罪及疑病等妄想为主，常伴有相应的听幻觉。其妄想内容比较固定，或有系统性，很少泛化。妄想的对象多是自己的亲友或熟悉者，并与现实环境关系密切。尤其突出的是性嫉妒妄想，老是怀疑其爱人不忠诚、嫌弃自己，另有新欢或外遇，怀疑爱人与某同事或邻居来往有不正当性关系，甚至怀疑爱人在密谋加害自己等。在猜疑猜想的同时，往往表现出紧张焦虑、恐惧等一系列情感反应，并且常出现与妄想相一致的幻听。在各种幻听妄想的支配下，病人显得十分紧张、惶恐不安，表现为终日闭门不出或不敢回家；或是怕食物有毒而不吃不喝；或是经常四处跟踪尾随其爱人；或者与怀疑对象经常大吵大闹等。这类病人由于身陷重重怀疑之中，再加上幻觉妄想的支配和影响，所以可发生绝食、自伤、自杀和伤人等行为。病重日久者最后可能会有一定程度的衰退与痴呆。

不论是更年期抑郁症或更年期偏执状态，发病均缓慢，病程长。一般认为偏执状态的预后比忧郁症更差，但往往无智能障碍或人格衰退，但约有1/3病人可自愈，早期诊断并及时治疗效果较好。

什么是更年期神经症

更年期神经症以往叫更年期神经官能症，是一组以恐惧、焦虑、强迫、疑病症状或神经衰弱症状为主要表现的轻度神经障碍，非常常见。发病前多有一定的人格特征作为发病的基础，起病常与心理社会（环境）因素有关。症状没有可证实的器质性病变作为基础，且与病人的现实处境不相符。病人对存在的症状感到痛苦，但无能为力。病人的自知力完整或基本完整。病程常迁延。社会功能相对完好，没有精神病性症状。我国现把神经症分为恐惧症、焦虑症、强迫症、躯体形式障碍、神经衰弱等。

① 更年期焦虑症：是指妇女到了更年期后，由于身体各器官，特别是内分泌系统的衰老、退化等变化，神经系统功能和心理活动比以往脆弱和易激动，对外界不良刺激的感受、适应力下降诱发的情绪障碍，以焦虑为主要表现的一种神经症。焦虑心境持续至少1个月，工作学习效率明显下降，迫使其主动去看医生，寻求治疗。威胁感是病人表现出的最普通的情绪反应，这种威胁感也就是紧张，它可能由于某些原因引起，但往往引发焦虑的原因比较模糊或者有许多因素。焦虑的人往往容易发怒和心神不定，往往难以入睡，难以集中注意力，会有一种大难将临的害怕。这种恐

慌的感受可能伴随躯体症状,如心悸、紧张、肌肉疼痛、汗、过度换气、头昏、晕厥感、头痛、恶心、消化不良、肠胃功能紊乱和性欲减退。

② 更年期强迫症:一种在更年期以强迫症状为主要表现的神经症,是一种明知不必要,但又无法控制和摆脱,反复呈现的观念、意向或行为。强迫症状表现在思想、情绪及动作行为等某一方面。如对自然现象或日常事件的原因进行无效的反复思考,如"人为何长两条腿"、"1 +1 为什么等于 2";有的病人进门,一定要左足先人,若换了右脚,则要后退重走,如不这样做,或受人干扰,心中会感到不安等。症状内容单调,但可持续多年,一般不出现其他精神"异常"。由于这种自我强迫违反本人的意愿,并极力抵抗和排斥他人的规劝,病人明知这些症状是不恰当的、不必要的,但又无法摆脱,因而感到痛苦,继发焦虑、抑郁或睡眠障碍,求治于医生。

③ 更年期疑病症:是病人在更年期因心理生理变化所致的疑心病。该病 40 岁以后多见,女性 50 岁后是发病高峰期。病人确信自己患了某种疾病,但经过仔细检查并不存在,而反复到处求医。医生对疾病的解释或经仪器检查的结果也常常不足以消除病人的成见,却反而认为自己患了疑难杂症,医生诊断不出,更加焦虑。她们对身体的各种感觉和不适过分敏感、焦虑和恐惧,有时因为医生检查、诊断时言语不当而导致发病。

患了更年期癔症会有哪些症状

更年期是一个不稳定的转变时期,由于机体代谢和内分泌功能的减退,尤其是性腺功能的减退,常会引起躯体和神经系统弱化等改变，从而产生一些精神障碍。更年期癔症是其中的一种，好发于更年期的早期，表现为易激动、情绪不稳定、爱哭闹、好发脾气以及神游或昏睡等歇斯底里性发作，故又称为更年期紧张症。

更年期癔症常见的症状有：a. 心血管方面的症状，病人常有躯体不适感觉，如胸闷、心悸、头晕、呼吸困难、心前区疼痛以及腹胀等。b. 自主神经功能紊乱症状，如多汗、肢体末端发冷发麻、血压波动、心动过速、颜面潮红、厌食、便秘、腹痛、尿频等。c. 性功能减退的表现，如性欲降低、性抑制等。d. 有神经衰弱的症状，如疲倦、失眠、浅睡多梦、睡眠倒错、记忆力减退、注意力不集中等。

患了更年期外阴白色病变会有哪些症状

外阴白色病变指女性外阴皮肤、黏膜营养障碍导致皮肤和黏膜变性、色素改变所引起的一组慢性疾病，特征是外阴皮肤变白、变粗或萎缩，又称为"慢性外阴营养不良"。1975年，在一次国际会议上，将外阴白色病变命名为慢性外阴营养不良，分为硬化性苔癣、增生性营养不良、混合性营养不良。

① 外阴硬化性萎缩：医学名称为外阴硬化性苔癣，是最常见的外阴白色病变。多发生于 40 岁左右女性，主要表现为病人外阴瘙痒、性交痛及外阴烧灼感。其典型临床症状是外阴萎缩，表现为小阴唇变小，甚至消失；大阴唇变薄，阴蒂萎缩，其包皮过长；皮肤颜色变白、发亮、萎缩、弹性下降，常伴有皮肤皲裂及脱皮，病变常对称分布，并可累计会阴及肛门，呈蝴蝶状。早期病变较轻，变现为皮肤红肿，出现粉色或象牙白色丘疹，丘疹融合成片后呈紫癜状。若病变进

一步发展,可出现典型的临床症状。疾病的晚期还会出现皮肤菲薄、皱缩,像羊皮纸一样,阴道口挛缩狭窄。

② 增生性营养不良:又称外阴鳞状上皮细胞增生,多见于50岁以前的中年妇女。主要表现为外阴瘙痒,其瘙痒程度远较硬化性苔藓严重,让人难以忍受而挠痒,这样又加重皮损,反过来加重瘙痒,形成恶性循环。病变主要出现在大阴唇、大小阴唇之间,阴蒂包皮及阴唇后联合等处。病变可孤立也可对称多发。病变早期皮肤呈暗红或粉红色,增生过度的部分常角质化过度而呈白色,表面粗糙、肥厚,周围界限清楚,外形大多不规则,可单发或多发,可伴外阴奇痒。病变晚期,皮肤增厚,着色加深,皮肤纹理明显,像苔藓一样。

③ 混合性营养不良:是指上述两种病变同时存在。主要表现为局部烧灼感、瘙痒及性交痛。外观上可表现为外阴皮肤皱缩、变薄,伴有局部隆起、角化过度。

外阴白色病变的病人常伴有外阴瘙痒,轻者仅偶有痒感,多半是阵发性,突然出现,稍过一段时间又消失;也可有持续性瘙痒,一般白天轻、夜间加重。严重者可以因瘙痒而坐卧不宁,甚至影响休息和睡眠。外阴部温度过高、刺激性食物,如辣椒以及烟、酒等可使局部充血,瘙痒加重。外阴不洁,内裤过紧,或穿化纤的内裤均会刺激外阴,引起瘙痒与皮肤反应;过分注意,造成条件反射,尤其反复搔抓,更易加重症状。长期瘙痒可导致溃破、红肿并继发感染。局部皮肤有抓痕,变得粗糙、增厚以及发硬。

患了老年性阴道炎会有哪些症状

更年期由于雌激素水平下降,导致阴道萎缩,黏膜变薄,上皮细胞内糖原减少,局部抵抗力下降,容易引起致病菌感染阴道,严重时可引起阴道狭窄,甚至闭锁。老年性阴道炎的显著特征是阴道分泌物增多,稀薄呈淡黄色,严重者可有血样脓性白带。病人常自感外阴瘙痒,甚至发生外阴及大腿内侧皮肤湿疹;阴道有灼热感,伴有盆腔下坠或下腹坠胀不适,性交疼痛。如炎症波及尿道口周围黏膜时,可出现尿频、尿痛等症状。也有部分病人可无任何自觉症状。妇检时可见到阴道黏膜充血,有小出血点,甚至溃疡面,严重者溃疡面于对侧粘连,造成阴道狭窄,炎性分泌物引流不畅,形成阴道或宫颈积脓。

患了妇科肿瘤会有哪些症状

外阴癌的表现:外阴癌的常见发病部位在大阴唇,其次是小阴唇、阴道前庭与阴蒂等处,局部表现主要为久治不愈的外阴瘙痒和各种不同形态的肿物,可呈结节状、菜花状或溃疡状,继续发展可自行溃破。由于瘙痒而抓破、擦破或溃疡。溃疡形成后继发感染,会有脓性或血性分泌物增多,伴有排尿疼痛等症状,久治不愈。如肿块迅速扩大,可累及肛门及尿道。随着病情的发展,肿块可变不规则,可呈乳头状,有时可见病灶的融合。外阴癌极易经淋巴发生转移,常可发生一侧或双侧腹股沟淋巴结肿大,质硬而固定。

患了宫颈癌会有哪些症状

早期宫颈癌局限于宫颈,还没有向其他组织蔓延,病人常无任何症状,大多在妇科普查中被发现。宫颈癌的主要症状是:

① 阴道分泌物增多：白带由阴道黏膜渗出物、宫颈腺体与子宫内膜的分泌物混合而成，大多数宫颈癌病人有不同程度的阴道分泌物增多。初期由于癌的存在刺激宫颈腺体分泌功能亢进，产生黏液样白带；晚期由于癌组织坏死脱落继发感染，白带呈淘米水样，有异常臭味，房间里若有一位宫颈癌的病人，其发出的臭味常常能让人无法忍受。早期宫颈癌也可能有血性白带。

② 阴道不规则出血：早期表现为血性白带或接触性出血，即性交后或妇科检查后会有少量出血，病人常因性交后或排便后有少量阴道出血而就诊。以后可有月经期间出血或绝经后少量持续不规则出血，晚期流血增多，甚至因大血管被侵蚀引起致命出血。由于反复出血，病人常常继发贫血。

③ 疼痛：疼痛属晚期症状，疼痛的原因是盆腔神经受肿瘤浸润或压迫。当子宫旁组织受侵或盆壁受累时，可出现持续的腰骶部疼痛，有时向下肢放射。癌肿堵塞宫颈管，宫腔内分泌物引流不畅或形成宫腔积脓时，会出现下腹部疼痛；癌肿压迫下肢淋巴、血管，使回流受阻时，可出现下肢肿胀和疼痛。

④ 其他症状：晚期宫颈癌侵犯膀胱时，可引起尿频或血尿。如两侧输尿管受压阻，可引起尿闭与尿毒症，是死亡的主要原因之一。癌肿向后延至直肠时，常有里急后重、便血或排便困难。晚期癌肿由于长期消耗，可出现消瘦、贫血等恶病质。

患了子宫内膜癌会有哪些症状

患了子宫内膜癌，极早期无明显症状。随着病情的发展,可出现阴道流血、阴道排液、疼痛等。

① 阴道流血:主要表现为绝经后阴道流血,量一般不多。未绝经者可表现为月经量增多、经期延长或月经紊乱等变化。

② 阴道排液:多为血性液体或浆液性分泌物,合并感染则有脓血性排液,恶臭。

③ 下腹疼痛及其他症状:随着病情发展,可出现下腹胀痛、痉挛样疼痛、腰部疼痛等。晚期可出现消瘦、贫血等消耗性表现。

出现哪些信号应警惕患了卵巢癌

卵巢癌早期常无特殊症状或有轻微症状而被忽视,70%以上病人就诊时已属晚期。卵巢癌发现早、晚,预后差异显著,应注意一些相关的信号,警惕卵巢癌的发生。

① 腹部肿块:不论是自己平卧时触及下腹部肿块,还是妇科检查时发现卵巢肿块都要认真对待,不能轻易放过。只有在多种检查确诊不是卵巢癌时,才可以放松警惕。

② 腹痛:卵巢肿块扭转、破裂或感染时都可以引起剧烈腹痛。

③ 饮食与大小便改变。卵巢癌最初表现可能仅有腹胀、胃口不好等消化道症状。当肿块压迫或侵犯膀胱和直肠时,可引起尿频、排尿困难和大便干燥等症状。

④ 扪及卵巢:绝经后的妇女在正常情况下,两侧卵巢萎缩,妇科检查不易触及。一旦扪及卵巢,应视为卵巢癌高危人群,需做进一步检查.明确诊断。

⑤ 有家族性卵巢癌史:在家族中有2个或2个以上的

一代或二代血亲患过卵巢癌，是卵巢癌发病的最危险因素，应引起高度重视。

⑥ 高度紧张或月经初潮、绝经期晚、原发不孕等都视为卵巢癌高危人群，需定期随访。

⑦ 卵巢痛"三联症"：即 a. 年龄大于 40 岁的妇女。b. 长期不明原因的胃肠道症状，如腹痛与腹胀。c. 较长时间的卵巢功能障碍，如不正常的子宫出血等，应警惕卵巢癌的发生。

患了原发性输卵管癌会有哪些症状

输卵管癌早期无症状，肿瘤发展后可出现阴道排液、腹痛、盆腔肿块，称为输卵管癌"三联症"。

① 阴道排液：阴道流液是输卵管癌病人最具特殊性的症状。排出的液体为淡黄色或水样稀薄的液体，量多少不一。量少者只有在阴道检查时才可发现；量多者可浸湿内裤，有时一天的排液量甚至可达 1 升。排出的液体一般没有臭味，但个别有恶臭。液体可能是由于输卵管上皮在癌组织刺激下产生的渗液，输卵管伞端常常闭锁或被癌组织阻塞，通过宫腔自阴道流出。如果肿瘤坏死出血，液体呈血水样。阴道排液的发生率一般较高，在询问病史都可得到验证。

② 阴道出血：阴道不规则出血也是常见的症状之一，发生率为 30%~50%。出血与排液可能是同一来源。当肿瘤坏死侵犯血管，血液可流入子宫经阴道排出，出血量一般不会很多。

③ 腹痛：大约半数病人有下腹疼痛，一般不重，常表现

为一侧下腹部钝痛或绞痛。钝痛可能是由于肿瘤发展，分泌物聚集，使输卵管壁承受压力有关；绞痛可能是由于输卵管企图排出其内容物而增加输卵管蠕动所致。如果出现剧烈腹痛，可能是由于肿瘤并发感染造成盆腔脓肿或腹膜炎所致。

④ 下腹或盆腔包块：仅有部分病人自己能在下腹部摸到包块，肿块可能是肿瘤本身，也可能是并发输卵管积水或广泛盆腔粘连所致。

患了子宫肌瘤会有哪些症状

大多数子宫肌瘤没有明显症状，往往自行腹部触摸时或盆腔检查时偶然被发现。如有症状，与肌瘤的部位、生长速度及有无变性关系密切。患有多个浆膜下肌瘤，长得很大者却未必有症状，而一个较小的黏膜下肌瘤却可表现为月经过多或不规则阴道出血。常见的症状有：

① 可无任何不适：即使肌瘤已长到一定大小，往往偶尔自行腹部触摸时或做妇科检查时才被发现。

② 月经改变：多数病人有月经改变，有的表现为月经量多，经期延长；有的经期延长，经量不一定显著增加；有的经期日数与量正常，但周期缩短；有的是经量多，经期长，周期缩短。一般较大的肌壁间肌瘤与黏膜下肌瘤容易出血多，因这两类肌瘤使宫腔面积增大，而且黏膜下肌瘤容易发生坏死感染。

③ 压迫症状：肿瘤生长部位与大小不同，可出现不同压迫症状。如果肿瘤在子宫前壁生长，可压迫膀胱，出现尿频、尿急、排尿困难、尿潴留等；如果肌瘤生长在子宫后壁，可压迫直肠而出现排便困难、便秘，有排不净的感觉；压迫

输尿管,可发生输尿管、肾盂积水。

④ 疼痛:肌瘤本身不会引起疼痛,一般常见的症状是下腹坠胀、腰背酸痛等;浆膜下带蒂肌瘤蒂扭转时可发生急性腹部绞痛;肌瘤红色变性时可发生剧烈腹痛并伴有发热。红色变性大多发生在孕期、产后或流产后。由于肌瘤迅速生长,发生血管破裂,出血弥散在组织内,故称为红色变性。

⑤ 不孕:子宫肌瘤可改变宫腔形态,或肌瘤本身成为宫腔异物,或肌瘤压迫输卵管口而致不孕。不少病人在肌瘤剥除后能够受孕,大多数肌瘤不影响受孕,但在怀孕后容易发生流产、早产以及引起子宫肌瘤红色变性。

⑥ 白带增多:由于肌壁间和黏膜下子宫肌瘤使子宫腔增大和子宫内膜面积增大,导致子宫内膜腺体分泌增多。加上子宫肌瘤生长、盆腔充血,造成了白带增多。

⑦ 全身症状:由于长期月经增多,部分子宫肌瘤病人还可出现一些全身症状,如贫血、乏力、头晕、心慌、面色苍白等。

患了更年期心血管疾病会有哪些症状

冠心病又称为冠状动脉粥样硬化性心脏病。更年期妇女由于卵巢功能减退,雌激素逐步减少,血脂代谢发生紊乱,低密度脂蛋白(促成动脉粥样硬化的不良因素)升高,高密度脂蛋白(消除动脉粥样硬化的有益因素)降低,导致冠心病的发病率上升。

冠心病最常见的症状是心前区疼痛,即心绞痛,以发作性胸痛为主要临床表现。胸痛常为压迫、发闷或紧缩性,也可有烧灼感,但不像针刺或刀扎样锐性痛,偶伴濒死的恐惧感觉。有些病人仅觉胸闷不适，没感到有痛。发作时，病人往往被迫停止正在进行的活动，直至症状缓解。症状常由体力劳动或情绪激动（如愤怒、焦急、过度兴奋等）所诱发，饱食、寒冷、吸烟、心动过速、休克等也可诱发。主要在胸骨体中段或上段之后，可波及心前区，有手掌大小范围，甚至横贯前胸，界限不很清楚。常放射至左肩、左臂内侧达无名指和小指，或至颈、咽或下颌部。疼痛出现后常逐步加重，然后在 3～5 分钟内渐消失，可数天或数周发作一次，也可一日内多次发作。一般在原来诱发症状的活动停止后即可缓解，舌下含use硝酸甘油也能在几分钟内使之缓解。严重时会出现心肌梗死、心律失常、心功能减退，甚至心脏突然停止跳动，这是非常危险的。

～ 更年心是怎么一回事 ～

更年心是绝经前期或绝经期的妇女，卵巢功能衰退，使体内雌激素水平下降，内分泌功能紊乱，同时干扰了神经递质儿茶酚胺的代谢过程与正常分泌，从而影响下丘脑促性腺激素释放激素周期性中枢和散热中枢的稳定性，造成血管性痉挛而形成心血管系统的变化，是更年期综合征的一种特殊类型。是以心血管系统症状为主的一种更年期综合征，主要表现为心慌、胸闷、头晕、头痛、多汗、失眠、颜面潮红、血压波动、心前区疼痛、心律不齐等。

其中包括更年期心绞痛综合征，它是指部分更年期妇女心悸不适、心前区痉挛感、阵发性心动过速，类似于心绞痛的临床表现，又称更年期假性心绞痛。这些病人的临床征象有：a. 经常存在心前区闷压感。b. 整个胸部有不适感。c. 类似心绞痛样发作，常与体力活动无关，仅与情绪、精神有关,不能用硝酸甘油来缓解。d. 气急现象,与用力及时间无关。e. 深长地叹气样呼吸。f. 各种感觉异常,并有转移性。g. 心律正常,有心悸感。h. 心电图无典型的心绞痛心肌缺血表现。i. 伴有其他更年期症状,例如精神与体力衰弱、肌痛、关节痛、消化障碍及潮热潮红等典型症状。j. 在使用性激素(包括雌激素与孕激素)的替代治疗后,可在24～48小时内见效。

患了更年期骨质疏松症会有哪些症状

　　骨质疏松发病缓慢,早期可无明显症状,骨量在无声无息中缓慢地流失。严重骨质疏松时,可表现为弯腰,弓背,身高缩短,全身骨、关节疼痛,易有骨折、骨裂。

　　① 疼痛:腰背疼痛,以腰骶部最为明显,是骨质疏松症病人最常诉说的症状,并伴有关节酸痛、四肢酸麻、两膝酸软无力等症状。当人体骨量低于正常的 10％ 即可发生骨痛。较轻的疼痛在稍活动后便可缓解,严重时疼痛持续较久,在久坐、久立开始活动时疼痛加剧。在慢性腰背痛基础上,突然疼痛剧烈,活动时加剧,常提示发生脊椎压缩性骨折。

　　② 身高缩短、弯腰驼背:骨质疏松时椎体骨小梁萎缩,数量减少,疏松而脆弱的椎体受压发生椎骨变形,伴有不同程度的压缩,出现身高缩短、胸椎后凸畸形,背屈加剧,最终形成驼背。驼背是老年妇女骨质疏松症的常见表现,出现驼背表明骨质疏松的程度已较为严重了。

　　③ 骨折:骨质疏松症病人由于骨骼变得很脆,容易发生骨折。其特点是在没有明显、或较大外力撞击下即可发

生骨头断裂,且骨折发生部位较为固定,好发于胸腰椎椎体、手臂前端腕部、桡骨尺骨远端、大腿髋部及股骨颈。骨折是骨质疏松症最严重的并发症,由此造成一年内因并发症而死亡,高达20%~50%的生存者因丧失生活自理能力需他人长期护理。

④ 心肺功能障碍:病人由于驼背、胸廓畸形、胸腔容量减少,妨碍了心脏和肺的正常功能。肺受压缩,呼吸受到限制,可出现胸闷、气急等症状。弯腰驼背严重者肋骨与髂骨(骨盆)相连,称多威奇驼背,会引起消化功能障碍。

患了更年期乳腺疾病会有哪些症状

乳腺疾病中乳腺增生多发生于中年妇女。现代医学认为,与内分泌紊乱、卵巢功能失调有关,是乳腺间质的良性增生,临床上以乳腺肿块、疼痛及月经不调为特点。乳腺增生病是妇女的最常见疾病。随着社会的进步、物质生活水平的提高,患病率也在逐年增长。

乳腺增生病主要以乳房疼痛、乳房肿块为基本表现,少数人可伴有乳头溢液。乳腺增生病包括乳痛症、乳腺腺病(包括小叶增生、纤维腺病、纤维化病)与乳腺囊性增生,它们实际上是病变的不同阶段。

乳腺增生病初期阶段大多以乳房疼痛为主,如乳痛症、小叶增生症,疼痛常为胀痛,也有刺痛或隐痛,多为双侧乳房疼痛,也有单侧。疼痛可向腋窝、肩背部或上肢放射,凡走路、跑步与骑自行车时会引起双乳抖动,皆可使疼痛加重。疼痛常于月经前1周左右出现或加重,月经来潮后疼痛减轻或消失。疼痛可随情绪变化而加重或减轻。

乳腺小叶增生多见于35岁左右的青壮年妇女。临床主要表现为周期性的经前乳房疼痛，可在月经前10~15天发生，疼痛较甚，常伴有乳房肿块，可单发也可多发，可累及双侧乳房。一般以双乳外上象限居多，肿块呈片状、结节状与条索状，表面可触及颗粒样结节，肿块质地较软，触痛明显，推之活动，边缘一般不清楚。月经过后乳房疼痛减轻或消失，肿块也变软缩小。小叶增生症病人往往伴有月经紊乱史，月经周期短，经期短，经量少，常在情绪变化、郁闷生气后疼痛加重，肿块增大变硬。随着增生的加重，肿块逐渐出现，肿块可发生在乳房的任何位置，但60%~70%的肿块位于乳房外上象限，可一侧或双侧乳房发病。肿块可单发或有多个形状，有团块状、条索状、片状、颗粒状等，以片块状为多见。肿块大小不等，质地中硬或坚韧，推之活动，常有触痛，肿块边界不是很清楚，与皮肤及深部组织无粘连。肿块常随月经周期变化，月经前肿块增大、变硬，月经来潮后肿块缩小、变软。

有些病人乳房会持续疼痛，月经期数天后疼痛缓解。还有些病人乳房疼痛无规律或没有疼痛，这类病人多属乳腺增生病后期阶段，如乳腺纤维腺病、纤维化病与乳腺囊性增生病。

乳腺增生病中有少数囊性增生者可出现乳头溢出液体，一般为单侧，也有双侧，呈自溢性，溢液常为淡黄色、浆液性，偶尔有血性液。乳腺囊性增生多见于30~50岁的妇女，青年与老年妇女也可发生。乳房肿块是该病的主要症状，肿块可发生于单侧或双侧乳房，累及部分乳腺或整个乳腺受累，乳房检查时可触及界限不清、不规则的硬肿块，表面光滑或呈颗粒状结节，肿块可呈片状、结节状、条索状、颗粒状等，散布在乳腺局部或全乳腺。肿块无明显触痛，可推动,大小多在 0.5～1 厘米之间,有的呈大囊肿表现,光滑活动,有囊性感,穿刺可抽出淡黄色或棕褐色液体。有 10%～20% 的病人还可伴有乳头溢液,溢液呈淡黄色或棕色浆液性,少数溢液可呈血性。该病乳房疼痛大多不明显,与月经周期关系不很密切,有少数病人可感乳房局部隐痛、钝痛或刺痛。精神情绪因素对该病肿块变化有一定的影响,月经前期、心情郁闷、忧伤时肿块可变大变硬;月经来潮后与情绪好转时,肿块会变软变小。

～◇ 患了乳腺癌会有哪些表现 ◇～

患了乳腺癌的表现可因人而异,归纳起来可有以下几种。

① 乳房肿块:95% 的乳腺癌是由病人首先偶尔发现的,其中多数乳腺癌直径已达 2 厘米,直径小于 1 厘米的微小癌仅占 10% 左右。肿块绝大多数位于乳腺外上方,其次为内上方、上方及中央。肿块形态多数不规则,偏于圆形、卵圆形,也可为片状瘢痕、条索状或小结节状,质地一般比较硬。癌瘤局限于乳腺实质内,可自由推动,这种活动的特点是肿块与周围软组织一起活动。如果与乳头及皮肤粘连,可引起乳头凹陷和皮肤酒窝状;如侵犯胸壁肌肉,推动度会受限,往往是晚期的表现。

② 乳房皮肤橘皮样变和酒窝症:乳房癌早期可侵及皮下韧带,造成该处皮肤轻度皮内牵拉,皮肤出现凹陷,很像酒窝,临床上称为酒窝症。该症在患肢上下活动或用手捏皱乳腺皮肤时易被发现,该处皮肤的汗毛孔清晰可见,如橘皮样。

③ 乳头改变:乳房先天发育不良且无哺乳史的妇女,

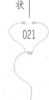

可出现乳头回缩，但乳头可用手牵出，并无固定现象。如有逐渐加深的乳头回缩和固定及乳头扭曲，为乳腺癌的表现。乳头改变的另一种表现为乳头的瘙痒、皲裂和糜烂，大多为乳头湿疹样癌。

④ 乳头溢液：非哺乳期妇女发生乳头溢液大多属病理性，其中以良性病居多，在乳腺癌中出现率为 1.3%～7%。乳腺癌有溢液时多为浆液血性，出现血性溢液时多数为癌。50 岁以上的妇女中，乳腺癌是乳头溢液中最常见的原因。

⑤ 乳房疼痛：多数妇女的乳房疼痛为生理性的。乳腺癌疼痛多数极其轻微，性质为钝痛、隐痛、刺痛或牵拉痛。可有阵痛，偶尔发生持续性痛，而且局限在病变附近，与乳痛症有所不同。绝经后妇女如有明显的乳腺疼痛，应引起高度警惕。

⑥ 水肿：癌肿如侵犯腋窝淋巴结，会使淋巴管受阻，可引起患侧上肢蜡白样水肿。

40 岁以上的更年期妇女，如果无意中发现乳房包块、质硬，应予以重视，立即去医院就诊检查。

患了更年期糖尿病会有哪些症状

糖尿病常在 40 岁以后起病，尤其是 2 型糖尿病，常有家族史。多数发病缓慢，症状相对较轻，半数以上无任何症状。不少病人因慢性并发症、伴发病或仅于健康检查时发现。糖尿病的典型临床表现常被描述为"三多一少"，即多尿、多饮、多食和体重减轻。血糖升高较快时可使眼房水、晶体渗透压改变，引起屈光改变致视力模糊。临床上肥胖症、血脂异常、脂肪肝、高血压、冠心病、糖耐量受损或 2 型糖尿病等疾病常同时或先后发生，并伴有高胰岛素血症。目前认为这些均与胰岛素抵抗有关，称为代谢综合征。有的早期病人进食后胰岛素分泌高峰延迟，餐后 3~5 小时血浆胰岛素水平不适当地升高，引起反应性低血糖，可成为这些病人的首发临床表现。

更年期妇女如果出现下列情况，提示有可能发生糖尿病：a. 40 岁以上妇女肥胖，喜食甜食，腰围比臀围太，腰臀比值大于 0.85，提示糖代谢异常。b. 有糖尿病家族史，生过巨大胎儿者。c. 患有高血压、高脂血症、冠心病、动脉粥样硬化症。d. 有反复不愈的皮肤疖肿、皮肤病、顽固性外阴瘙痒、反复性霉菌性阴道炎。e. 尿液滴在内裤上有白色结晶痕迹，大便溏薄，便在马桶内不易被水冲掉（说明尿便中含有过多糖分）。f. 经常感到乏力、体虚多汗与心悸等。

患了更年期疾病
需进行
哪些项目诊断检查

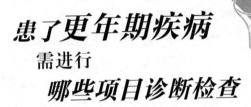

姓名 Name _____ 性别 Sex _____ 年龄 Age _____
住址 Address
电话 Tel
住院号 Hospitalization Number
X 线号 X-ray Number
CT 或 MRI 号 CT or MRI Number
药物过敏史 History of Drug Allergy

患了更年期综合征
应怎样诊断检查

　　根据临床表现,如年龄、病史、症状与体格检查,辅助其他相关检查,可确诊更年期综合征。辅助检查包括血激素测定雌激素和促性腺激素,盆腔超声检查帮助排除妇科的器质性疾病,并了解子宫内膜厚度,还可以做影像学检查,如测骨密度,以了解有无骨质疏松等。

　　更年期是许多疾病的好发年龄。更年期症状和某些器质性疾病有共同的表现,真假难辨。当出现某些症状时,如果不经认真、系统地检查,盲目地诊断为更年期综合征往往会延误疾病的诊断。更年期妇女如出现不适的症状,不要轻易用更年期综合征来自我解释,应到医院进行系统检查,在排除了有关器质性疾病后,再结合病人的症状及血性激素测定水平来诊断更年期综合征,以免误诊器质性疾病,延误了治疗时机。

　　提示:由于更年期妇女具有特异的精神心理变化,容易产生多疑,需经过系统严密的检查,最终明确某些症状是更年期的某些症状,也不必疑神疑鬼,无端怀疑自己患了什么严重的器质性疾病。

更年期妇女雌激素发生
变化有哪些特点

　　正常妇女雌激素主要是雌二醇及雌酮,两者均呈周期性波动。更年期是雌激素占优势向雄激素占优势的过渡,有以下特点:

① 绝经前期妇女主要表现为雌激素减少，孕酮水平也比性成熟期妇女为低，而睾丸酮、脱氢表雄酮、去氢表雄酮硫酸盐和皮质醇均无变化。

② 绝经后期妇女所有性激素分泌水平均见降低，雌激素减少最为明显。

③ 绝经后妇女主要表现为雌二醇低落，低于青年妇女月经周期中任何一期的水平，与切除双侧卵巢者类似。

④ 绝经后血流中雌二醇不再出现昼夜变化，代谢清除率减少30％。

⑤ 绝经后妇女年老者虽切除卵巢，雌激素也无再下降。

⑥ 绝经后妇女患子宫内膜癌者，其雌二醇与雌酮水平和同年龄、同体重而不患癌的对照组无区别。

⑦ 绝经后妇女患子宫内膜癌者的雌二醇与雌酮水平和体重相关，与年龄无关。

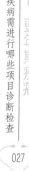

更年期综合征应与哪些疾病相鉴别

更年期是许多器质性疾病的好发阶段，有些更年期综合征的症状与一些器质性疾病的先驱症状相似，或开始是更年期综合征，以后又患了器质性疾病。因此，需认真地进行鉴别诊断，定期全面检查。更年期综合征应与下列疾病相鉴别：

① 冠心病：更年期妇女由于自主神经功能紊乱，使血管舒缩功能失调，会出现心前区闷压感或整个胸部不适，类似心绞痛发作，但根据下列症状和体征及辅助检查不难鉴别：a. 心绞痛的特点是胸前区突发的压榨性疼痛，且向左臂

发射,口服硝酸甘油后1~2分钟内可缓解或消失;更年期综合征假性心绞痛是持续性钝痛,口服硝酸甘油不能缓解。b.心绞痛与体力活动和情绪波动有关,假性心绞痛与体力活动无关,仅与情绪、精神有关。c.心电图检查冠心病性心绞痛多有改变,假性心绞痛无变化。

② 高血压病:更年期妇女出现血压升高者为数不少,但更年期高血压是以收缩压升高为主,舒张压正常,具有明显的波动性,波动时常有潮红、潮热发生,睡眠后血压可降至正常;高血压病血压升高呈持续性,收缩压、舒张压都超过正常范围,伴有头晕、头痛等心血管症状。

③ 精神病:更年期妇女常常会出现情绪激动、焦虑、忧郁等神经心理症状。有些人不能控制自己的情绪,哭笑无常,类似精神病症状,但能意识到自己存在心理障碍,这与精神病病人不承认自己有病而不同。

④ 食管癌:有些更年期综合征的病人常感到咽喉部有异物。这种现象是由于自主神经功能紊乱而引起的咽部或食管上段肌肉异常收缩所致,应与食管癌相鉴别。食管癌的症状是进行性吞咽困难,食管钡餐X线检查、纤维食管镜等可发现病理改变。

⑤ 宫颈与子宫肿瘤:女性更年期综合征多发生于绝经前期,这时又是宫颈癌、子宫内膜癌的高发年龄段。所以,当月经出现异常时,要做妇科检查和其他辅助检查,排除或及时发现异常。

男性更年期综合征的症状多而复杂,诊断该病需要根据典型的临床表现和血睾酮水平来作出判断。需要特别注意除心脑血管疾病外的高血压、糖尿病、恶性肿瘤等。

患了更年期功能失调性子宫出血应怎样诊断检查

功能失调性子宫出血（简称功血）是更年期妇女不规则排卵的典型表现。详细的病史和体格检查，辅以适当的实验室检查，通常能够明确诊断。更年期是生殖器官恶性肿瘤的好发年龄，应排除生殖器肿瘤、全身性出血病和可能发生的与妊娠有关的阴道流血。

① 病史：更年期妇女月经周期紊乱，经期长短不一，出血量时多时少，甚至大量出血或停经数周或数月后又发生阴道不规则出血，常常出血量很多却不伴有下腹痛。既往病史中无其他诱发因素，如忧伤、恐惧等，患更年期功血的可能性较大，应到医院做进一步检查，明确诊断。

② 体格检查：病人到医院就诊时，医生对病人要做全面的体格检查及妇科检查，排除全身性疾病（如血液病、肝脏疾病等）和生殖器官器质性病变，如子宫肌瘤、子宫颈癌、子宫内膜癌、流产等，才能诊断为更年期功血。

③ 辅助检查：a.诊断性刮宫：目的是取子宫内膜送病理检查，以了解子宫内膜的情况，排除子宫内膜的病变，如子宫内膜癌、妊娠等，同时对出血的病人起到止血的治疗作用。b.B超检查：可排除生殖器一些肿瘤，如卵巢肿瘤、子宫肌瘤等，同时可了解子宫内膜的厚度。c.宫腔镜检查：可以直接观察到子宫内膜形态，并可在直视下进行活检，以提高诊断率，同时可发现宫腔内的一些器质性病变，如子宫内膜息肉、黏膜下子宫肌瘤、子宫内膜癌等，有助于更年期功血的诊断与鉴别诊断。

怎样的月经属正常范围

月经是卵巢激素周期性变化引起子宫内膜周期性的脱落导致的阴道出血。出血的第 1 天为月经周期的开始，两次月经第 1 天的间隔时间称为月经周期。因此，月经周期的计算应包括月经来潮的时间。正常月经周期为 28～35 天，周期长短因人而异。一般而言，月经周期恰好是 30 天的妇女为数不多，提前或推后 7～10 天均属正常范围，只要能保持一定的规律性就不能认为是月经不调。有些妇女只计算月经干净的时间，这样可能认为月经周期缩短了，临床上有些妇女常自诉月经不正常，一个月月经来潮 2 次。其实，月初与月末各来潮 1 次也是正常的。月经周期的变化是卵巢周期变化的反映。月经来潮时卵巢内新的卵泡已经发育，直至发育的卵泡从卵巢排出前，称为"卵泡期"。一般在月经来潮后第 14 天排卵，排卵后形成黄体，10 天左右未受孕者黄体萎缩，雌、孕激素量下降，子宫内膜脱落，月经来潮。自排卵至月经来潮前称为"黄体期"。整个卵巢周期变化所需时间长短因人而异，同一个人也可因不同时期、不同环境有所变化。一般黄体期相对稳定，大约 14 天。因此，月经周期的长短主要取决于卵泡期，也就是说卵泡生长、发育至成熟所需要的时间容易受各种因素的影响而变化。

正常月经的出血量也会因人而异，与遗传、环境有一定的关系。一般月经来潮持续时间为 3～7 天，每次月经总量约为 50 毫升，也有少至 20 毫升或多至 100 毫升者。一般出血量 100 毫升之内，以第 2～3 天为最多。月经量通常很难估计，临床一般根据换多少次月经垫来估计月经量的多少。月经血一般呈暗红色，因在子宫内膜中含有抗凝物质。

经血不凝固,其中 1/3 ~ 1/2 为血,其余为黏液、脱落的子宫内膜和阴道上皮细胞等。

一般妇女在月经期无特殊症状,但由于盆腔淤血与子宫血流量增多,有些妇女可有腹痛、下坠感、尿频等不适,待月经排出后很快减轻。此外,部分妇女在月经来潮前,还可有头痛、失眠、心悸、精神抑郁、乳房胀痛、手足发胀等不适,与经前期紧张综合征仅在程度上有所差别,两者没有截然的界限。月经后症状明显好转甚至消失,一般不影响日常的工作、学习与生活。

更年期月经失常是由卵巢功能减退引起的吗

妇女在更年期出现月经失常是由于卵巢功能衰退造成的普遍现象,可是在更年期所出现的月经失调并不全部是由于卵巢功能衰退造成的,诸如月经先期、月经量多,或突然闭经等,这些问题的形成原因复杂多端,应排除以下因素:

① 首先应当证实闭经、是否妊娠,这在青春期到更年期的妇女都是可能的。更年期卵巢的衰退过程不是直线下降的,常在内分泌波动一段时期后才完全绝经。在此期间有性生活的妇女,偶然一次排卵而碰巧受孕,并不是绝对不可能的,是不能断然否定予以排除的。异常妊娠,如早期宫外孕或早期流产会发生短期闭经后出血,如不注意排除,误认为更年期功能性子宫出血,会延误治疗,或因并发感染,加重病情。

② 凝血障碍性疾病:如特发性血小板减少性紫癜、白血病、再生障碍性贫血等,均可表现为子宫出血或月经量过

多。需要检查血常规,包括血小板计数和凝血、出血时间来明确诊断。

③ 生殖道感染:无论急性或慢性的,尤其是结核性子宫内膜炎,往往有不正常的子宫出血。若子宫内膜功能层受损,阻碍内膜再生长,可以持久出血,或闭经与出血相间。

④ 子宫息肉:是有细长的蒂附着在子宫壁的肉样组织块,它也可能是子宫内膜增生、子宫腺肌瘤样病变,以致子宫组织恶性变。多半有月经周期缩短,或虽正常行经,但血量多。

⑤ 生殖道肿瘤:子宫肌瘤,尤其是黏膜下子宫肌瘤可引起月经失常,属良性肿瘤;宫颈癌、子宫内膜癌等也可产生不规则阴道流血。由于肿瘤溃破会产生不规则阴道出血,类似更年期月经失调,需注意鉴别。卵巢功能性肿瘤,如卵泡膜细胞瘤,由于大量分泌雌激素,刺激子宫内膜增生,产生内分泌失调性子宫出血。绝经后的妇女若发生了这种卵巢肿瘤,也会再次出现子宫出血。

⑥ 外源性药物的影响:如更年期妇女使用激素替代疗法时用法不当,也可引起不规则阴道出血。

患了更年期抑郁症应怎样诊断检查

妇女到了绝经期前后,由于女性激素水平的下降,经常会发生一些神经精神症状,但并非都是病理状态,诊断需符合下列标准。

① 症状标准:以心境低落为主要特征,且持续至少2周。在这期间至少有下述症状中的4项:a. 对日常活动丧失兴趣,无愉快感。b. 精力明显减退,无原因的持续疲乏

感。c. 精神运动性迟滞或激动，即表现为言语、行为抑制，或为琐事发火而且控制不住。d. 自我评价过低，或自责，或有内疚感，可达妄想程度。e. 联想困难，或自觉思考能力显著下降。f. 反复出现想死念头，或有自杀行为。g. 失眠，或早醒，或睡眠过多。h. 食欲不振，或体重明显减轻。i. 性欲明显减退。

若诊断程度严重者，精神障碍至少造成下述情况之一：a. 社会功能受损，影响了工作、学习、生活和社交等能力。b. 给本人造成痛苦或不良后果，如自杀未遂造成伤残或自杀身亡。

② 更年期抑郁症、焦虑症状相当突出，自责自罪想法较多，但自杀行为较少；妇科内分泌检查有助于诊断，包括雌激素、黄体生成素、促卵泡生成素等，且常伴有自主神经功能紊乱，如潮红、潮热、出汗等其他更年期症状。诊断更年期抑郁症需注意疾病的始发年龄在更年期，不是在中青年时得抑郁症，到更年期复发。

患了更年期偏执状态应怎样诊断检查

偏执状态的诊断主要通过病史和临床症状来判断。它是以系统性妄想为主要症状，内容比较固定，具有一定的现实性，主要表现为被害、嫉妒、夸大、疑病或钟情等。社会功能受损，病程持续 3 个月以上，并排除相关疾病即可诊断。

偏执性精神障碍主要应与精神分裂症相鉴别。除了临床表现不具备精神分裂症的典型症状外，情感一般保持完好，在不涉及妄想内容时，行为态度和言语均正常。也很少出现衰退。

患了更年期神经症应怎样诊断检查

更年期神经症的诊断主要包括如下4点：

a. 病人表现出至少下列1项症状，如恐惧、强迫、惊恐发作、焦虑、躯体形式症状、躯体化症状、疑病症状或神经衰弱症状；同时没有器质性病变作为基础。b. 病人的社会功能受到一定损害或表现出无法摆脱的精神痛苦，促使其主动求医。c. 上述症状存在且自我感到痛苦或影响社会功能至少3个月。d. 需排除器质性精神障碍、精神物质与非成瘾物质所致精神障碍和各种精神病性障碍所引起的神经症症状。

由于神经症症状的特征是没有器质性疾病基础，又有许多躯体、脑疾病和精神障碍可以表现出神经症性症状，所以在神经症的诊断中，鉴别诊断尤为重要。诊断时，一定要详细地了解病史、进行全面系统的体格检查、必要的实验室及辅助检查，认真地进行精神检查，在确信没有躯体、脑疾病或其他精神障碍证据的前提下才能作出诊断。

患了更年期癔症应怎样诊断检查

癔症的症状缺乏特异性，可见于多种神经精神疾病和躯体疾病。临床上，如求治者病前有明显的心理诱因、病程多反复迁延、找不到器质性病变的证据、有暗示性等特征时要想到癔症的可能。但是，要作出癔症的诊断需要充分证据，排除能导致癔症症状的神经、精神与躯体疾病，甚至诈病，有的病人可能需要通过随访观察方能确诊。

患了更年期外阴白色病变需做哪些诊断检查

更年期妇女如发现外阴发白，应立即到医院诊治。外阴白色病变的诊断可以通过临床表现作出初步诊断，确诊依赖于组织活检。组织活检是一种病理诊断，方法是采取病灶的小部分组织做病理学检查以确定某些病变或可疑病变的性质，这是诊断外阴白色病变，尤其是肿瘤的重要诊断方法。外阴白色病变的各种类型，都可能以一定的比例癌变，其中外阴硬化性苔藓的恶变率最低，外阴鳞状上皮细胞增生的恶变率为2％~5％，混合性的更容易合并不典型增生（即癌前期病变）。外阴白色病变需要和其他的疾病鉴别诊断，所以发现外阴白色需要在医生的指导下，根据医生的判断，进行局部病灶的活检术。

更年期妇女外阴变白可能与下列疾病有关：

① 外阴白斑：国际上统一称为"慢性外阴营养不良"。外阴白斑的发病原因仍不十分清楚，可能与营养缺乏、创伤及慢性炎症刺激等有关，癌变的发生率仅为2％，所以大多主张以药物治疗为主。

② 继发性外阴过度角化：各种慢性外阴病变的长期刺激都可能引起外阴表皮过度角化，脱屑而呈白色。这些慢性外阴疾病，包括糖尿病外阴炎、霉菌性外阴炎、外阴湿疹等。病人也有局部瘙痒、灼热或疼痛等症状，与外阴白斑不易区别。治疗原发病后，白色区域会逐渐消失。

③ 外阴白癜风：病人无任何自觉症状，病变也不会转化为癌，且病变区皮肤光滑，弹性正常。青春期发病者居多，一般不需治疗。

④ 外阴局部性白化病：属全身性遗传性疾病，因表皮基底层不能制造黑色素所致。外阴局部白化病无自觉症状，也不会癌变，一般不必治疗。

虽然根据临床症状可作出初步的诊断，但外阴变白可以由上述各种疾病导致，所以应该排除其他疾病，然后再进行组织活检来确诊。

患了老年性阴道炎需做哪些诊断检查

妇科检查可见阴道呈老年性改变，阴道上皮萎缩、变平滑菲薄，黏膜皱襞消失，阴道黏膜充血，出现散在的小出血点，有时有浅表溃疡；性交后或大便后可发现少许血性白带。白带检验可见大量基底层细胞及白细胞，无滴虫及假丝酵母菌。但诊断之前需排除其他疾病，如血性白带者，应该与子宫恶性肿瘤鉴别，妇科检查时注意子宫大小及形态、出血来源与阴道细胞学检查，必要时行宫颈或子宫内膜活组织检查、分段诊刮术等。如有阴道壁肉芽组织及溃疡，需与阴道癌鉴别。

绝经妇女若阴道分泌物增多，应及时到医院检查。查明白带的性质和引起增多的原因，从而区别其他妇科疾病，如霉菌性阴道炎、滴虫性阴道炎等，同时还要警惕子宫恶性肿瘤的发生。及早确诊、及早治疗，以免阴道闭锁、阴道或宫腔积脓等并发症的发生。

患了妇科恶性肿瘤需做哪些诊断检查

肿瘤的诊断依赖于病理检查。目前诊断妇科肿瘤常用的检查方法有：

① 钳取法：用活检钳对外阴、阴道深部、子宫颈的病灶作单点或多点钳取组织送病理检查。对病灶比较典型者，单点钳取即可获得满意结果。多点钳多用于病灶不典型宫颈刮片找到癌细胞或可疑癌细胞者。

② 宫颈锥形切除术：适应于宫颈脱落细胞检查多次见到恶性细胞。宫颈多处活检未发现病灶，或宫颈活检结果与临床不相符时，宫颈锥形切除术能更全面地反映病变的范围及程度。该法除达到诊断的目的外，还适用于宫颈原位癌与不典型增生的治疗。

③ 诊断性刮宫与分段刮宫：诊断性刮宫是刮取宫腔内容物做病理性检查。若同时疑有宫颈病变时，需对宫颈管与宫腔分步进行刮取，称为分段刮宫，主要目的是为了刮取子宫颈管内膜及子宫腔内膜组织，做病理检查。可用于诊断子宫内膜癌、颈管癌或其他子宫内膜病变等。

④ 肿块直接切除法：对外阴或阴道的小肿瘤全部切除送病理检查。

⑤ 腹腔穿刺法：通过腹腔穿刺取得腹腔液进行病理性检查，明确盆、腹腔积液性质和查找肿瘤细胞。

宫颈活检是怎么一回事

宫颈活检是子宫颈的活体组织检查，即从宫颈上取一小块或几小块活组织做病理检查，以确定诊断。常规的妇科检查会做宫颈的防癌涂片，也叫宫颈脱落细胞检查或者做 TCT 检查，这是一种细胞学的检查，在显微镜下看宫颈细胞的形态。癌症细胞和正常细胞的形态是不同的。若细胞学检查结果怀疑是宫颈癌或者妇科检查肉眼观察宫颈病变,怀疑是宫颈癌的病人,或可疑有特异性炎症,如宫颈结核等,再做阴道镜检查。在阴道镜下,可以更清楚地看宫颈的病变,然后在可疑病变的地方进行宫颈活检。宫颈活检是确诊宫颈癌的最可靠依据,无论是早期或晚期宫颈癌,都必须通过该项检查以确定癌肿的病理类型和细胞分化程度,从而确定治疗方法。

宫颈活检的方法很简单,在对外阴、阴道、宫颈进行消毒后,用一把特制的活检钳,根据病变部位和要求,取几小块组织,放入10%福尔马林液中固定保存,送病理科切片、染色,由专门的病理科医生在显微镜下观察分析,作出病理诊断。

宫颈活检应注意以下几点:a. 月经前 1 周及月经期最好不做,以防出血与增加感染机会。b. 术前应事先检查阴道清洁度,确诊没有阴道炎后才可进行活检。c. 避免盲目活检,应在碘染色下多点活检。如有阴道镜设备,可在阴道镜下取活检,可提高诊断准确率。d. 因活检部位可能会有少量出血,在宫颈活检后 1~2 周内应避免性生活、阴道灌洗或坐浴。如阴道出血多(多于月经量),应到医院进行检查并治疗。

患了子宫内膜癌应怎样诊断检查

子宫内膜癌的诊断根据综合病史、辅助检查如阴道 B 超、CT、磁共振成像(MRI)、分段诊刮取子宫内膜做病理学检查、手术等来确诊的。

① 病史:子宫内膜癌的早期症状是不规则的阴道出血和绝经后阴道出血,出现这些症状应视为危险信号,要尽快

就诊。有下列情况时应考虑诊断性刮宫：a. 凡绝经后出血，都应视为是一种"警告"，当排除萎缩性阴道炎与宫颈病变后，如果雌激素测定（血清雌激素或阴道涂片激素影响）是高水平的，要进行分段刮宫术。b. 病人有不排卵历史，或具有内膜癌可能高危因素的背景，如肥胖、高血压、糖尿病。c. 阴道不正常细胞反复被发现，而宫颈活检阴性者。d. 怀疑卵巢颗粒细胞瘤或卵泡膜细胞瘤者。

② 子宫内膜病理组织学检查：是诊断的最后依据。内膜的获取有内膜活检和刮宫两种方式。内膜活检简便、创伤较少，阴性率较高，但由于内膜活检只能反应部分内膜情况，阴性时也不能排除癌瘤的存在，需进行全面刮宫。为弄清病变是否累及宫颈，刮宫时应分别从颈管和宫腔获得组织，即所谓"分段刮宫"。

③ 辅助检查：a. 细胞学检查，包括宫腔吸引涂片、宫腔灌洗法、子宫内膜刷等，大多用于普查，但阳性率一般不高，最后诊断仍需内膜病理组织学检查证实。b. 宫腔镜检查，宫腔镜下活检可避免常规诊刮时的误漏，但有时宫腔镜检查有可能引起内膜癌的扩散，应值得注意。c. 阴道B超检查，可显示子宫大小、病变部位、子宫内膜癌浸润子宫肌层的厚度，有助于诊断和治疗。d. CT与磁共振成像（MRI），主要用于观察宫腔、宫颈病变，特别是肌层浸润深度、淋巴结转移等。但淋巴结小于2厘米难以辨认。

子宫内膜癌易与哪些疾病相混淆

子宫内膜癌易与下述疾病相混淆，在作出诊断前，必须排除以下疾病。

① 更年期月经失调：多见于生育年龄的妇女，常表现为阴道不规则出血、月经稀少或闭经一段时间后又出现长期大量阴道出血。应与子宫内膜癌重点相鉴别。

② 老年性阴道炎、萎缩性子宫内膜炎或其他原因引起的阴道炎，均可有少量阴道出血或血性白带，需与内膜癌相鉴别。

③ 子宫内膜增生和息肉：子宫一般不大或稍大，不规则出血的症状和内膜癌相似，但血性分泌物或排液现象少见。最后鉴别有赖于子宫内膜病理检查。

④ 子宫内膜下肌瘤：黏膜下肌瘤，子宫可正常大小或稍大而不硬，出血同时可伴有阴道排液和血性分泌，临床表现和内膜癌十分相似。通过探宫腔、内膜检查以及子宫碘油造影可作出鉴别诊断。

⑤ 子宫颈癌：一般鉴别没有困难，但如内膜癌已累及宫颈，和原发宫颈癌极难区别，活组织检查也仅具参考价值。一般来说，鳞癌属原发于宫颈。如是腺癌，有时难以鉴定其来源，但如能找到黏液腺体，原发于宫颈的可能性较大。

⑥ 原发性输卵管癌：阴道排液与阴道涂片可能找到恶性细胞，和内膜癌相似，但输卵管癌子宫内膜检查大多为阴性，并可查到宫旁包块，均有别于内膜癌。如是小型包块，盆腔检查不易触知，需通过腹腔镜检查才能明确诊断。

怎样早期发现卵巢肿瘤

卵巢肿瘤大多见于 40~60 岁妇女。早期仅表现为卵巢肿大，常无任何症状，往往在妇科检查和 B 超检查时偶然发现。肿瘤标志物可用于辅助诊断及病情监测，但目前尚无任何一种肿瘤标记物为某一肿瘤特有，但各种卵巢肿瘤可有相对较特殊的标志物。在卵巢的各种恶性肿瘤中,上皮性癌是中老年妇女最常见的类型。肿瘤标记物 CA125:在 80％的卵巢上皮癌病人中水平高于正常值;90％以上的病人 CA125 水平的高低与病情的恶化或缓解相一致,可用于病情监测。还可做 CT 或 MRI,来了解有无转移、转移的情况。强调妇女应每 1~2 年定期做一次妇科检查,更年期妇女更要重视定期进行妇科检查。如发现子宫、附件的肿物应提高警惕。

卵巢恶性肿瘤是妇科疾病中的头号杀手,早期诊断缺乏特异手段,晚期病人的治疗效果又很差,平均 5 年生存率为 30％~40％。因此,早期诊断卵巢恶性肿瘤已成为妇科恶性肿瘤中亟待解决的问题。当病人出现以下异常时,应考虑是卵巢肿瘤:a. 下腹部肿块增长迅速者,应怀疑卵巢恶性肿瘤。b. 自觉腹胀迅速,腰骶部持续不适,医生检查有腹水者应考虑卵巢恶性肿瘤。c. 凡肿瘤并发内分泌症状者,如有男性化表现,应当考虑睾丸细胞瘤;如有女性化者,应当考虑颗粒细胞瘤或卵泡膜细胞瘤。d. 先有胃肠道症状,以后发现双侧下腹部实性肿瘤者,应怀疑胃肠道癌卵巢转移。e. 逐渐消瘦,体重下降明显,又伴有附件包块者,应多想到卵巢恶性肿瘤。

患了更年期子宫肌瘤
需做哪些诊断检查

子宫肌瘤的诊断主要是根据临床表现、妇科检查、B 超检查等。根据子宫肌瘤可能对月经、白带、血红蛋白、大小便等影响,对怀疑子宫肌瘤进行妇科检查、B 超检查,一般可以作出诊断。

妇检可发现子宫增大，表面不规则或有突起。大的肌瘤可以在下腹部摸到实质性不规则的肿块。黏膜下的肌瘤若脱出宫颈口，妇检时就可以见到粉红色的、表面光滑的肿物。

彩色 B 超在妇产科检查中普遍采用。它可显示子宫增大、形状不规则，肌瘤数目、部位、大小及肌瘤内是否均匀或液化囊变等，以及周围有否压迫其他脏器等表现。还有助于区别肌瘤是否变性或是否恶性变，也有助于卵巢肿瘤或其他盆腔肿块的鉴别。子宫肌瘤在 B 超上常表现为子宫肌层或其他部位中低回声、均匀、边界清楚等。

诊断子宫肌瘤时需要排除妊娠子宫、卵巢肿瘤、子宫腺肌症、子宫恶性肿瘤等。对于很小且无症状的肌瘤，或肌瘤合并妊娠、子宫腺肌病或肌瘤有囊性变及附件炎块等，有时也会发生误诊。另外，子宫出血、疼痛、压迫症状，并非子宫肌瘤所特有。对不能明确或疑有宫腔内黏膜下肌瘤，或是功能失调性子宫出血，子宫内膜息肉不易用双合诊查出，还需采取 B 超和诊断性刮宫来鉴别诊断。

但是有些子宫肌瘤可没有任何症状，常在体检中偶然发现。有些时候子宫肌瘤会变性，如囊性变，尤其是浆膜下的子宫肌瘤，需要跟卵巢囊肿、输卵管囊肿、盆腔包裹性积液鉴别诊断。这时可能需要借助宫腔镜、腹腔镜以明确诊断，尤其是子宫肌瘤长大特别快，怀疑恶变可能的情况下，需要手术来明确诊断。

患了更年期心血管疾病
需做哪些诊断检查

绝经前后妇女冠心病的发病相当普遍，发病过程比较缓慢,早期也没有明显的症状,只有当影响心脏供血后才出现症状。要判断一个人是否患了冠心病,一定要到医院去检查,即使诊断患了冠心病,也不要因此而背上思想包袱,应该对生活充满信心,积极治疗。病人应该多了解一些该疾病的基本知识。必要时可服用雌激素来改善紊乱的血脂代谢,缓解或减慢冠状动脉的粥样硬化;平时应每隔3~6个月去医院做一次复查,遵照医生医嘱做心电图检查,以及相关的心内科的检查,必要时行冠状动脉造影,以明确冠状动脉的情况。

发生心慌、心悸是患了心脏病吗

心慌、心悸是更年期综合征症状之一,是由于雌激素水平下降后,自主神经功能紊乱导致血管舒缩失调的症状,诊断心脏病不能单凭心慌、心悸的主诉,它有一定的诊断标准。

冠心病主要是由于心肌缺血、缺氧后病人出现心悸与心慌,严重者可表现为心前区疼痛,心电图提示有心动过速或心肌缺血症象。一般更年期妇女有心悸、心慌症状,如心电图正常不能诊断为冠心病,但也需要密切随访。更年期综合征所表现的心慌、心悸,可通过及时补充雌激素会得以缓解,而且还能预防冠心病的发生。

冠心病的心绞痛与心绞痛综合征有何不同

心绞痛是冠心病的常见症状。它的发生是由于冠状动

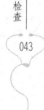

脉供血不足引起心肌急剧、短暂的缺血、缺氧征候,即心前区疼痛。冠心病心绞痛绝大多数发生于在心前区胸骨中下段,范围常为一片,约相当于拳头大小;发作的性质是心前区的一种紧缩、沉重、窒息、烧灼或发胀感,胸壁上找不到固定痛点,且多向颈前、喉或下颌部放射,也可向左肩、背与左上肢放射;冠心病心绞痛开始大多较轻,以后逐渐加重,数分钟达高峰,持续一般不超过15分钟;其发生大多有诱因,特别是激动、过度劳累、寒冷、运动与饱餐等;发作时病人多愿站着或坐着,以免平卧位时回心血量增多,心脏负担加重,疼痛加剧;冠心病心绞痛发作时可用硝酸甘油片舌下含服,症状可迅速缓解。

心绞痛综合征是更年期妇女主诉的心悸不适,心前区痉挛感,阵发性心动过速,类似于心绞痛的临床表现。其特点是疼痛面积较大伴整个胸部不适感;疼痛性质大多为突发性剧烈胸痛或有明确压痛点的疼痛;发作时常与体力活动无关;疼痛持续时间可达数小时或仅为一过性胸痛,常伴有深长的叹气样呼吸;发作时大多喜欢平躺;心律正常而有心悸感;这类心绞痛含服硝酸甘油片并不会缓解;若伴发血压升高,让病人平静休息常能获得降压良效。同时还伴有其他更年期症状,如精神衰弱、潮红、潮热及关节痛等,而且主观感觉较多而且严重,常常是反复就医,心理压力很大。

患了更年期骨质疏松症
需做哪些诊断检查

绝经和增龄是引起老年性骨质疏松症的两个主要原因,与绝经有关的骨质疏松症为I型骨质疏松症,与增龄有关的骨质疏松症为II型骨质疏松症,两者统称为原发性骨质疏松症,均以骨质减少和骨质变脆为主要特点。绝经后妇女骨质疏松症不仅发病率高,而且骨量丢失速度快,骨质丢失严重。更年期骨质疏松征的早期诊断、及早治疗非常重要。

① 病史:更年期出现腰背疼痛,可伴有轻微外伤下引起的骨折,与损伤程度不相适应;绝经后妇女出现骨骼变形(弯腰、驼背、身材变矮等)。

② 骨量测定:骨量减少是骨质疏松症的主要诊断依据。世界卫生组织提出,以骨量低于同性别骨量峰值25个标准差为骨质疏松症的骨量诊断标准,我国以骨量丢失低于2个标准差(约峰值的25%)作为骨质疏松症的诊断标准。骨量以骨密度表示,单位为克/平方厘米。目前常用的骨密度测定方法有单光子吸收法、双能X线吸收法、定量计算机层面扫描法、定量超声骨密度测量等。

③ X线检查:骨质疏松症在骨质结构方面的改变,应用X线平片可以显示出来,表现为骨小梁变细、稀少,皮质变薄,出现层状结构,椎体可见横行骨小梁减少,严重时可发现压缩性骨折。

④ 生化检查:可做辅助检查,包括骨形成(碱性磷酸酶、骨钙素)和骨吸收(空腹尿羟脯氨酸、钙与肌酐的比值、尿吡啶啉)生化指标,可作为预测骨质疏松的指标。

怎样了解骨代谢变化

测定骨代谢生化指标可以判断骨转换状态,对诊断骨质疏松症具有参考意义。绝经后骨质疏松症属于高转换型骨质疏松,其骨形成与骨吸收指标均升高,骨吸收指标升高更多,反映骨丢失加速。临床上检测骨吸收和骨形成的生化指标是：

① 碱性磷酸酶：是反映骨形成的指标，有血清碱性磷酸酶和骨碱性磷酸酶。骨碱性磷酸酶来自骨组织，特异性较好，也较敏感；血清碱性磷酸酶来源较广，包括骨、肝、肾、小肠等，因而特异性较差。经研究表明，绝经后骨质疏松症骨碱性磷酸酶增高者占 60％，血清碱性磷酸酶增高者仅为 20％。

② 骨钙素：由成骨细胞合成和分泌，是反映骨形成的灵敏指标。

③ 空腹尿羟脯氨酸、尿钙与肌酐的比值：空腹尿钙来源于骨吸收时释放的钙离子，空腹尿羟脯氨酸来源于骨吸收时骨基质成分——胶原的分解产物，两者可间接反映骨吸收情况，不受食物的影响。测定空腹晨尿钙与肌酐比值、尿羟脯氨酸与肌酐比值，可避免测定 24 小时尿中钙、羟脯氨酸含量，骨吸收增高时尿液中羟脯氨酸和钙离子的排泄增多，与肌酐的比值增高。定期测定可以预测骨丢失速度，有助于挑选预防干预的对象。

④ 尿吡啶啉：是骨吸收时骨基质中胶原分解后的产物，由尿中排出。骨吸收增加时尿吡啶啉会升高，是反应骨吸收较特异性的指标，灵敏度较尿羟脯氨酸高。

何谓骨密度？应怎样测量

骨密度是骨量的测量值，骨量多少以骨密度表示，单位是克/平方厘米。骨密度测量是对人体骨量的定量测定，可以直接获得骨矿物质的准确含量。骨质疏松症是指单位体积内骨量减少、骨结构变得疏松，骨脆性增加，容易骨折。骨密度是诊断骨质疏松症的特异性检测方法，不仅可以早期检

出骨量减少程度,还可检测骨质疏松的演变过程,预测发生骨折的危险性。目前我国测量骨密度有以下几种方法:

① 单光子吸收法(sPA):用放射性核素源释放的低能量光子来检测四肢骨的骨密度,如桡骨或跟骨。这些部位的骨密度与椎骨相关,但并不十分准确。sPA 体积小,搬运、操作方便,费用低。缺点是不能测量脊椎与髋部等部位骨的骨密度,不能分别测量皮质骨与松质骨。

② 双能 X 线吸收法(DExA):利用 X 线管释放出高、低两种能量 X 线,可对椎骨、髋部等部位或全身检测,精确度较好,射线量低,可较早反映骨量的减少,但仍不能分别测量皮质骨与松质骨的骨密度。

③ 定量计算机层面扫描法(QCT):是 CT 成像法的扩展,可以分别测量皮质骨与松质骨的骨密度,获得代谢活跃的小梁骨的骨密度。由于绝经后妇女椎体松质骨的丢失发生较早和较快,定量 CT 检查对绝经后骨质疏松症的早期诊断优于双能 X 线骨密度仪。缺点是 X 线辐射剂量高,不宜在短期内做连续测定,且价格昂贵。

④ 定量超声骨密度仪:通过超声在骨组织中的传导速度和衰减来反映骨量和骨结构。优点是无辐射,简易快速且价格较便宜,但只限于外围骨,跟骨部位重复检查误差较大。

骨质疏松症应与哪些疾病相鉴别

有很多疾病都可表现腰背疼痛与骨折,往往易与骨质疏松症相混淆,应认真鉴别。

① 多发性骨髓瘤:常发生无症状椎骨骨折、多发性骨折,伴有顽固性背痛。骨质疏松发展迅速,X 线表现有散在

的溶骨性骨质破坏,病变严重时骨皮质呈泡状,骨髓穿刺可以确诊。

② 骨软化:在骨转换过程中,新形成的骨基质矿物质沉积障碍,导致类骨质过多。该症常因活性维生素 D 缺乏引起小肠吸收钙离子、磷离子、镁离子发生障碍,影响骨的矿化。老年妇女患骨质疏松者可伴发骨软化。

③ 转移性肿瘤:全身恶性肿瘤,包括生殖道肿瘤,易转移到骨,常伴局部疼痛进行性加重、消瘦等。转移性肿瘤以溶骨型常见,多见于背椎、肋骨与盆骨,可引起病理性骨折。X 线摄片可以鉴别诊断。

④ 继发性骨质疏松症:当病人患有甲状腺功能亢进时,骨形成与吸收率均增加,但总的说来骨吸收大于骨形成,引起骨丢失,测定血 T3、T4 等升高,有助于诊断。同时患有甲状旁腺功能亢进时,甲状旁腺素升高,破骨细胞活性增加,可引起广泛骨量减少,发生椎骨压缩性骨折等。X 线骨皮质外缘密度降低,呈虫蚀状,血中甲状旁腺素与血钙均升高,有助于鉴别为继发性骨质疏松症。

更年期乳腺疾病
为何要及早发现

乳房疾病治疗要取得较好的效果关键在于早期发现,及时治疗。每个妇女要有自我保健意识,学会自查乳房有无病变,有可能发现早期乳房病变。乳腺增生和乳腺癌是发生于女性乳腺的两种常见疾病,其临床表现均为乳房内肿块,但其性质根本不同,治疗手段各异,故当发现乳腺内肿物时应及时去医院就诊,并做相应的检查,以明确诊断,及时治疗。

乳腺疾病有哪些
自我检查方法

学会自我检查的方法，并经常做乳房自我检查是早发现、早诊断、早治疗乳腺疾病的关键。a. 先面对镜子做双侧乳房视诊：双臂下垂，观察两边乳房的弧形轮廓有无改变、是否在同一高度，乳房、乳头、乳晕皮肤有无脱皮或糜烂，乳头是否提高或回缩。然后双手叉腰，身体做左右旋转状继续观察以上变化。b. 其次，取立位或仰卧位，左手放在头后方，用右手检查左乳房，手指要并拢，从乳房上方顺时针向逐渐移动检查，按外上、外下、内下、内上、腋下顺序，系统检查有无肿块。c. 最后，用示指和中指轻轻挤压乳头，观察是否有带血的分泌物。注意不要遗漏任何部位，不要用指尖压或是挤捏。正常乳房是软的、无肿块、无结节或触痛。特别注意乳房的外上角伸向腋窝方向的部位，不能遗漏；腋窝也要检查，检查有无肿大的淋巴结。检查时不要抓捏乳房。如发现问题，应及时去医院就诊。

总之，一旦出现乳腺疾病症状，如突然出现的异常感觉、乳房体积形态的改变、乳头溢液等情况就应该就诊，尤其是更年期的女性。

患了乳腺疾病需
做哪些诊断检查

乳腺疾病普查最有效的方法是 CR 数字化乳腺高频钼靶 X 线检查，其他有乳房 X 线片、磁共振和超声波检查。

对于乳腺增生性疾病，B 超是最常用的检查方法。该方法无放射性,安全性高,可多次重复检查,适合各年龄段女性。B 超检查在一般月经结束 1 周左右检查双乳彩超为最佳时机。

钼靶检查也是乳腺科很常用的检查方式,尤其是对乳腺癌的诊断最有效(一般在月经结束的 3~5 天或月经来潮的第 10 天左右做检查,因为此时乳腺腺体最为松弛)。建议 35 岁或 40 岁以上,已生育女性 1~2 年做一次钼靶检查,特殊情况的请按医生建议检查。钼靶常显示密度增高、边界不规则呈毛刺样的肿块影,有时可见颗粒细小、密集的钙化点,称为"砂粒样钙化点"。尤其是肿块未形成前的早期乳腺癌甚至肿块及其微小的原位癌,钼靶可通过发现比较特征性的"砂粒样钙化点",提供非常有价值的诊断。但钼靶对囊肿、实性肿块的分辨能力较差。由于钼靶检查具有一定的放射剂量,不宜检查过频。

乳腺癌的诊断中,还可以检测血,但肿瘤标志物特异性较低,其结果具有一定参考意义,但不能说明肿瘤的存在。如果肿瘤标志物增高很明显,也可高度提示肿瘤的,而且本身也可以作为治疗效果的一项指标。

在体检和上述的影像学检查中,怀疑有不良病变情况时,一般需要进行局部病灶的活检术,进行病理检查,有助于进一步诊断。

患了更年期糖尿病 需做哪些诊断检查

如果更年期妇女自己观察到糖尿病症状时,应尽早到医院就诊,早晨空腹检查血糖和尿糖,必要时进行糖尿病的糖耐量试验,以便早期发现是否得了糖尿病,做到早期发现,早期治疗。

① 血糖的测定和 OGTT 试验:糖尿病诊断以血糖异常升高作为依据,应注意单纯空腹血糖正常不能排除糖尿病的可能性,应加验餐后血糖。当血糖高于正常范围而未达到诊断糖尿病标准时,需进行 OGTT。血糖测定和 OGTT 血糖升高是诊断糖尿病的主要依据,又是判断糖尿病病情和控制情况的主要指标。血糖值反映的是瞬间血糖状态。对于无糖尿病症状、仅一次血糖值达到糖尿病诊断标准者,必须在另一天复查核实以确定诊断。如复查结果未达到糖尿病诊断标准,应定期复查。

② 糖化血红蛋白和糖化血浆白蛋白:糖化血红蛋白反映病人近 8~12 周的血糖水平,为糖尿病控制情况的主要指标之一。糖化血浆白蛋白反映病人近 2~3 周内总的血糖水平,为糖尿病病人近期病情监测的指标。

③ 胰岛 β-细胞功能检查:a. 胰岛素释放试验和 C 肽释放试验:都反映基础和葡萄糖介导的胰岛素释放功能。b. 其他:如静脉注射葡萄糖后,做胰岛素释放试验可了解胰岛素释放第一时相,或做胰升糖素-C 肽刺激试验,反映β-细胞储备功能等。

④ 并发症检查:根据病情需要选用血脂、肝肾功能等常规检查,定期妇科检查,最重要的是及早发现或防范可能的并发症。急性严重代谢紊乱时进行酮体、电解质、酸碱平衡检查,心、肝、肾、脑、眼科以及神经系统的各项辅助检查等。糖尿病经常伴随着肥胖症,所以更年期女性都应该了解自己的体重。一般当体重超过标准体重 15%~20%者为肥胖。计算标准体重的方法可用以下公式:

成年男子标准体重(千克)= 身高(厘米)-100

成年女子标准体重(千克)= 身高(厘米)-105

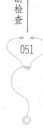

更年期疾病病人
应掌握
哪些基础医学知识

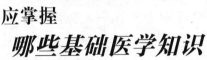

姓名 Name _____ 性别 Sex _____ 年龄 Age _____

住址 Address _____

电话 Tel _____

住院号 Hospitalization Number _____

X 线号 X-ray Number _____

CT 或 MRI 号 CT or MRI Number _____

药物过敏史 History of Drug Allergy _____

何谓更年期

更年期又称围绝经期,是妇女由生育功能旺盛、逐步减退到老年的过渡时期,目前公认 40～60 岁为更年期。更年期妇女卵巢功能逐渐衰退,分泌的性激素逐渐减少直到停止。生殖器官开始萎缩向衰退过渡,这也是妇女从性成熟进入老年期的过渡时期。

在性成熟后期,卵巢自胎儿时所开始的活动已历时约 40 年,其间大部分卵泡已发育排卵或衰变,卵巢功能逐渐衰退,血液中雌激素量也逐渐减少,进入更年期。在这段时间,月经周期经常不规则,往往发生无排卵性月经失调,并且易发生自主神经功能紊乱出现一系列症状。更年期最突出的表现:月经量减少,最后绝经。绝经是更年期的明确标志,但它只是更年期中的一个阶段,并不包括更年期的全部过程。更年期实质上是卵巢功能逐渐退化、生殖功能逐渐停止的老化过程,因其在绝经前后均有一定的起始与终止持续时间。故有围绝经期之称,包括绝经前期、绝经期和绝经后期。绝经后大约经过 10 年卵巢功能消失,即进入老年期。

更年期以最终绝经为标志,但这个时期在不同的妇女长短不一,短者 2～3 年,长者达 10 余年。在实际生活中,很多妇女只记得绝经的时间,不知道自己的更年期究竟从何时开始,但未绝经并不表示没进入更年期,一般妇女会出现卵巢功能减退,卵巢不能发育成熟与排卵,虽然月经还很正常,但雌、孕激素合成已逐渐减少。因此有必要对 40 岁以后妇女普及更年期知识,做好自我保健。众多研究表明,卵巢功能的衰退造成雌激素不足,是促进老年并发疾病的因素,因此更年期的保健被视为是一个非常重要的公共健康问题。

更年期结束即意味着老年期的开始。老年期是机体各器官进行性衰退的过程,卵巢功能进一步衰退,卵巢缩小变硬,阴道逐渐变小,子宫与宫颈萎缩。由于衰老,生理功能的衰退、修复能力的下降,免疫能力低下,导致老年人比其他年龄组更易患病。

女性更年期包括哪几个阶段

更年期是以绝经为中心的年龄范畴,要经历数年之久。绝经只是月经停止,是更年时期突出的表现。更年期可分为3个阶段:绝经前期、绝经期和绝经后期。

① 绝经前期:绝经是更年期的明确标志,但它只是更年期中的一个阶段,并不包括围绝经期的全部过程。通常在自然绝经前2~10年,是卵巢逐步衰退的阶段,时间长短不一,因人而异。在这段时间里,即约40岁开始卵巢分泌性激素与使卵子成熟的功能逐渐减退,月经常相隔数月才来潮一次,经量逐渐减少,最终绝经。绝经前期一般有不同程度的一系列症状,如潮热、多汗、失眠等。一般持续1~2年,长者可持续10年。

② 绝经期:是指在更年期妇女绝经前期开始直到绝经的一个时期,停经已达1年,卵巢的动力已消失,卵巢的生殖与合成性激素的功能进人不可逆的衰退状态。

③ 绝经后期:绝经后性腺功能进一步衰退。绝经后期是指绝经1年后直至卵巢功能消失的这段时期。绝经后卵巢功能不一定立即消失,一般要经过2~3年,也有持续6~10年,卵巢功能才完全消失,即进入老年期。国际上一般

以年龄 60 岁以后为老年期。

妇女更年期一般可持续多长时间

更年期是指卵巢功能开始逐渐衰退至卵巢功能完全消失的这段时期，妇女经历了一系列内分泌的改变，特别是性腺功能改变最为显著，从而发生一系列的病理生理改变。有部分妇女由此产生一些不适感受。更年期会持续多长时间，是她们特别关心的事情。

更年期的起点与期限没有明确的时间标志，是难以预测的。更年期究竟从什么时候开始，在大多数妇女的记忆中是模糊的，多数只能说出何时绝经，往往不清楚何时开始有了不适，何时症状又消失了。绝经的年龄是可以明确肯定的，一般在 48～55 岁之间，城市妇女 49 岁，农村妇女 47 岁。近年来，月经初潮的年龄有提早的趋势，但绝经年龄的改变不明显。更年期开始早至 35 岁，可持续 10 年或更长，直至失去生殖能力。这个时期在不同的妇女身上长短不一，短者 2～3 年，长者可达 10 余年。根据生理指标的测定，更年期大约在绝经前 10 年就开始，即 40 岁左右；绝经后约 10 年时间，卵巢功能才完全消失，妇女即进入老年期。

怎样预测更年期的到来

更年期是一个不以人的意志为转移的客观规律，是生命道路上的一个转折时期。进入更年期妇女由于卵巢功能减退会引起体内一系列平衡失调而发生种种不适，通过其先兆或早期症状可预测更年期的到来。但并非每个更年期的妇女都会因该期的来临感到不适,约有25％的人根本没有什么异样的感觉,不知不觉地度过了更年期。但可通过下述指标可表述更年期:

① 通过家族遗传进行预测:进入更年期的年龄与遗传因素有一定关系,祖母、母亲、同胞姐姐出现更年期的年龄可以作为孙女、女儿、妹妹进入更年期年龄的预测指标。但此指标并不是绝对的,易受后天生活条件、环境、气候、社会因素、药物、疾病等因素的影响,使更年期提前或推迟。

② 从初潮年龄预测更年期年龄:多数观察表明,月经初潮年龄与更年期年龄呈负相关,即初潮年龄越早,更年期(绝经年龄)越晚;相反,初潮年龄越晚,更年期年龄越早。

③ 月经紊乱是最终绝经前的表现形式,月经改变的表现大致分为3种类型:一是月经间隔时间长,行经时间短,经量减少,然后慢慢停经;二是月经不规则,有人行经时间长,经量多,甚至表现为阴道大出血;也有人表现为淋漓不断,然后逐渐减少直至停经;三是突然停经。绝经是进入更年期的重要指标之一,是最终绝经前的月经表现形式。常有月经周期延长、月经量减少、不规则阴道流血等表现形式,绝经是进入更年期的重要标志。

④ 先兆症状:妇女进入更年期之前一般有某些症状,如感到胸部、颈部及脸部突然有一阵热浪向上扩展的感觉,同时上述部位的皮肤发红,并往往伴有出汗。另外,出现烦躁、焦虑、多疑等情绪精神方面的改变,也是步入更年期的先兆。

通过以上预测方法和自己身心的具体感受,大多数妇女可以知道自己是否已进入了更年期。

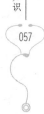

人人都会患更年期综合征吗

疾病的发生、发展受制于多种因素，不是人人都会患更年期综合征。更年期综合征是否出现，有种族特点、遗传因素、地理环境、生活习惯、营养条件、工作性质、社会地位、家庭气氛、体质因素等原因，且人们进入更年期的时间也不会完全相同。一般妇女较早，男性较晚；临床表现也是女性较重，男性较轻。据有关资料统计，10％～20％的女性病人有更年期综合征，男性却不足10％。从临床观察分析，影响是否罹患更年期综合征的大致有以下因素：

① 更年期的迟早和速度：更年期来得早而且速度快，机体来不及适应这一生理变化，容易引起各种临床表现；缓慢而迟者，相对有一个缓冲阶段可适应，故较少发生，即使发生，症状也较轻。

② 神经类型：属敏感型或不稳定型的人，进入更年期时，一旦受强烈刺激或遇抑郁之事，易患更年期综合征；如果属坚强型或稳定型，且性格开朗，心胸豁达者，一般不易患之。

③ 工作性质、劳动方式：大量资料表明，脑力劳动者、工作紧张节奏特强的人，进入更年期容易出现临床表现。相对而言，从事体力劳动的人，进入更年期较少发生更年期综合征。

④ 遗传因素：更年期综合征发生有家族性倾向，说明与遗传因素有一定的关系。

⑤ 医学知识掌握：衰退是人的必然规律，早做好思想准备，心理能自控和调节的人，不易出现临床症状；毫无医学知识更无心理准备者，稍有变化即惶恐不安，会加剧各种临床表现。

此外，社会、家庭、伴随疾病、营养等因素，也会促使更年期综合征的发生。

哪些人群易患更年期综合征

由于种族特点、遗传因素、地理环境、生活习惯、营养条件和健康状况等不相同，每个人发生更年期综合征的时间、症状轻重、持续时间均不相同。

更年期开始较早者易患更年期综合征。雌激素水平下降早或下降迅速，使机体的生理功能不能适应或来不及适应，易引起较严重的更年期综合征。

由于某种疾病需切除双侧卵巢的妇女，由于雌激素水平的急剧下降，且手术切除卵巢对某些妇女有一定的心理不适，这些人易发生更年期综合征。

神经类型属脆弱型或不稳定型的人，比坚强型或稳定型者易患更年期综合征。大量的临床实践证明，患更年期综合征的病人大多属神经类型不稳定者。

从事脑力劳动的人群比从事体力劳动者更易发生更年期神经心理改变，特别是从事紧张工作且工作压力大的妇女更易发生更年期综合征。因此，更年期症状较严重的妇女应适当调整工作环境，做些必要的体力活动或锻炼身体，放松情绪，改善环境。体力劳动过强的人，更年期综合征的发病率也较高，也应引起注意。

哪些因素会诱发
更年期综合征

并不是所有的更年期妇女都会发生更年期综合征，而且即使发生了更年期综合征,没有单一、明确、统一的症状。综合征的轻重也有很大的个体差异。某些病人在更年期没有体验到特殊的症状,而其他病人可能被一系列失眠、身心相关和(或)心理上的症状所困扰。不同的病人可能经历不同数量与不同程度的症状,并且妇女个体的症状类型在整个更年期间也有所改变。

① 神经内分泌和代谢因素是最主要的诱发因素:卵巢功能衰退、体内雌激素水平降低,会引起雌激素受体的各个器官或组织功能代谢改变,造成更年期综合征的发生。

② 文化背景:不同的种族、心理因素与社会因素都会对绝经的含意、体验与症状有很大影响。尽管血管舒缩症状是绝经最常见的急性症状,但它们并不一致。经研究表明,65%的加拿大妇女叙说在绝经期间至少经历过一次潮热,而仅有20%的日本妇女说有这种症状。此外,还受文化水平高低的影响,一般脑力劳动者出现更年期综合征的症状较早而且较明显。

③ 其他因素:绝经前月经紊乱或输卵管结扎手术者与症状的严重程度有一定的关系,且心理素质差、性格内向者,大多会出现精神情绪方面的症状。

④ 增龄因素:身体各器官或各系统因增龄引起的某些变化与更年期综合征的发生有一定的交叉关系。

更年期妇女由于性激素减少可出现一系列的症状,表现各异,轻重不一。

妇女没有月经也会有更年期吗

有一些妇女双侧卵巢功能正常,但没有月经来潮;到

40～50岁后,卵巢功能逐渐衰退时,也会由于雌激素缺乏引起更年期综合征的发生。这样的病人,通过全面检查,特别是血液中性激素的改变可以作出诊断。

临床上由于多次刮宫,损失了子宫内膜基底层,内膜不再生长;或者子宫内膜因损伤或炎症致全面粘连,子宫内膜的功能丧失,如有子宫内膜结核等,造成各种闭经的病例也不少,这些都属于后天性子宫性闭经。如患子宫疾病,如子宫肌瘤等曾进行子宫切除术,但保留一侧或双侧卵巢的闭经也属于这种情况。卵巢还可以继续发挥数年作用,随着卵巢功能的减退出现更年期,但这些人的更年期只有绝经前期和绝经后期的表现,没有绝经期的表现——停经表示更年期的发生。

如果卵巢先天性没有发育,不能分泌雌激素,也没有下丘脑–垂体–卵巢之间的协调变化,从而没有月经和绝经,也不会出现更年期综合征。已有研究表明,妇女必须先达到生育期的雌激素水平,才会出现雌激素撤退时的急速改变症状,但这种病人也会有雌激素缺乏的相关疾病,如骨质疏松症、心血管疾病发生率增加的危险。

更年期妇女为何会发生手脚发麻

更年期妇女由于卵巢功能逐步减退,引起自主神经系统功能紊乱,局部小血管舒缩失调,导致神经感觉异常,使皮肤感觉过敏或减退,表现为手指、足趾麻木,某处皮肤自觉发痒灼热、局部瘙痒或虫爬感,严重者可影响睡眠。

更年期妇女手脚发麻并非都是血管舒缩障碍引起。若更年期妇女同时患有高血压病,偶然在血压升高发生肢体

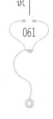

活动受限的同时出现肢体麻木,这时要注意脑血管的血栓栓塞,尤其是在栓塞的开始或早期阶段。脑血管的血栓栓塞往往同时伴有头疼、眩晕、肢体活动受限、血压偏高,与更年期因神经感觉异常是容易区别的。另外,更年期妇女常有颈椎骨质增生,轻者也表现为头、颈、手、臂麻木,但多伴有疼痛,严重的疼痛呈刀割样或烧灼样,由颈部放射到头、耳后、背、胸、手臂,有时还可放射到手指,有触电、发凉、沉重等感觉,肩关节不灵活,手的握力减弱,这些都与更年期神经感觉异常不同。

更年期妇女为何易患尿失禁

更年期与绝经以后的妇女常发生尿急不能控制,经常在尿急、咳嗽、打喷嚏或大笑时不自觉地尿湿裤子,给妇女日常生活带来许多不便,这种现象在医学上称为尿失禁。

尿失禁的原因很多。更年期妇女大多由于绝经前后雌激素降低,使尿道肌肉筋膜支持组织松弛,尿道上皮萎缩,尿道括约肌明显减弱,膀胱壁弹力下降,膀胱尿道角度发生变化,当尿液积聚稍多时,会出现尿液不受意识支配而流水,这种情况称为张力性尿失禁,是更年期妇女尿失禁最常见的原因。也有些更年期妇女,由于阴道前壁和膀胱底部一起下垂,尿道黏膜萎缩,黏膜皱襞减少,尿道腔隙充盈不足,引起功能性尿失禁。

更年期妇女出现尿失禁,与更年期雌激素低下缺乏有关,是更年期的一种表现。此外,还与分娩、劳动、腹压升高及某些慢性疾病有关。

患了尿失禁后不要太紧张,应针对不同情况进行治疗。轻者经增强骨盆肌张力的锻炼和中药等治疗,一般会逐渐好转;严重的尿失禁可进行手术治疗。绝经后期可在医生指导下服用适量的雌激素,可预防或减轻尿失禁。

男性也会患更年期综合征吗

通常,人们一谈到更年期,往往认为那是妇科研究的问题,事实并非如此,男性也会患更年期综合征。男子睾丸从50岁开始缩小,产生精子的能力逐渐下降,分泌的睾酮也有所下降,会出现各种反常的心理状态与性功能减退,并可产生各种各样、轻重不等的临床表现。男子更年期综合征发生较女子为迟,一般在50~60岁之间,且更年期综合征发生的程度比女子为轻,有时界限很不清楚而被忽视。虽然如此,近年来男性更年期综合征逐渐被人们所认识,并引起临床医生的重视。

男性的生殖器官——睾丸的功能,虽然有一个逐渐衰退的变化,但并不完全丧失功能,这是与女性的根本区别。正因为如此,由中年步入老年的男性,没有女性那样明显的不再排卵、绝经、丧失生育能力的标志,也很少出现伴随明显自主神经功能失调的症状。然而处于这个时期的男性,由于睾丸功能减退、睾酮水平下降,也会出现许多身体上和心理上的危机,产生一系列的症状,称之为男性更年期综合征。

男性更年期综合征的发病率较女性为低,且一般症状也比较轻,大部分人不知不觉地度过了更年期。这是由于男子性腺功能衰退过程不像女性有明显的标志——绝经,且精子生成的能力在更年期之后逐渐减退,男性激素分泌的降低也是缓慢的,许多男性都能适应这个较缓慢的改变过程,临床表现一般较轻,有些人甚至没有症状。但有些人不然,他们的适应能力和调节能力较差,也会出现这样、那样的临床症状,即所谓的"男性更年期综合征"。

何谓男性更年期综合征

男性更年期综合征是指男子从中年向老年过渡阶段中,部分人出现烦躁不安、神经过敏、头痛失眠、性欲减退等症状。现代医学研究发现,男性也有更年期,通常在 48 ~ 60 岁之间发生。男性更年期综合征是由性腺发生退行性改变,使雄性激素,如睾酮等随着年龄的增长而降低,引起一系列生理病理改变。这种改变程度因人而异,有的毫无感觉,有的因为机体的调节不平衡和适应能力较差及雄性激素减少,表现出以自主神经系统紊乱为特征的一系列症状,以前称为"男性更年期综合征"。实际上,男性与女性的情况不尽相同,例如男性不存在绝经等更年期开始的信号,症状发展不明显,内分泌代谢机制也不同于女性,因此现在把这组症状命名为"老年男性雄激素部分缺乏"(PADAM)。

与女性不同,男性性腺的衰退有较大的个体差异,部分男性从 40 岁开始出现血浆睾酮缓慢减少。老年男性除睾酮绝对水平降低外,其分泌的节律也消失,且血清性激素结合蛋白增加,使游离睾酮相对减少,总的说来是组织可以利用的雄激素减少了。

男性更年期生殖系统 会发生哪些变化

男性更年期的主要变化源于睾丸功能的衰退,附属生殖器官也将逐渐出现一系列退行性变化,其中临床意义最大者是睾丸和前列腺。

① 睾丸的变化:男性进入更年期,睾丸首先有退行性变化。一般在50岁以后随着年龄的增长,睾丸组织精子生成功能低下,畸形精子数增加,活动能力减低。到50岁以后睾丸体积也开始缓慢缩小。间质细胞明显蜕变。随之生育能力与性欲也开始减退。随着年龄的增长,睾丸合成和分泌睾酮的功能出现一个渐衰的过程,睾酮(雄激素)减少,但男性在睾丸衰退过程中,仍不断会有精子产生,并不像女性那样存在着育龄界限。

② 前列腺的变化:前列腺似栗子状,位于膀胱后下方,包围尿道上段的四周。在40~50岁出现老化,前列腺上皮细胞由柱状变为立方形,组织内肌纤维消失,代之以致密的胶原纤维,某些小叶出现明显的萎缩性变化;50~60岁腺叶萎缩明显,腺上皮的分泌功能减退或消失;60岁以后前列腺细胞进一步萎缩,结缔组织增生。前列腺可增大、变软,使尿道部分或全部阻塞,也可表现为缩小、坚硬。

更年期男性外生殖器也可发生萎缩,阴囊松弛,阴部血管硬化,血流减少,阴茎不易勃起。

更年期综合征为何女性多于男性

男女性更年期综合征的发生,虽然都与性激素水平减少有关,但存在一定的差异,发病率男性较女性相对较少,男性不足10%,女性可达10%~20%,或更高。为什么女性会多于男性呢? 主要原因有:

① 生理状况的区别:女性性激素的分泌,以卵巢为主,

卵巢功能在进入更年期后逐渐萎缩，内分泌失调情况明显；加上绝经这一明显的标志，使女性明确认识到自己已进入老年，心理状况截然不同。男性是以睾丸为主体，进入更年期后，尽管性激素水平也有改变，但生精功能仍然存在，性功能减退，但不等于消失，心理压力不像女性那样明显。

② 社会因素的影响：男性进入更年期后，其社会活动还要维持一段较长时间，而女性到了更年期后，活动范围相对紧缩，大多以家庭为主要场所，接触的大多是些琐碎而繁杂的内容，压抑了情绪，产生烦恼较多。

③ 心理条件的特殊：一般情况下，男性对事务处置态度比较粗糙，即使有不顺心的事情也容易淡忘，而女性较细致，且不宜遗忘，每有小事常反复权衡，如遇有不悦会"耿耿于怀"，容易抑郁。

④ 生活习惯的差异：长期以来养成的生活习惯，形成了女性勤俭持家的优良品德，中国女性营养情况常逊于男性，加之男性较常以温柔体贴见长，女性则形成委曲求全的个性者较多。时间安排上，男性从事体力劳动（包括锻炼）时间多于女性。诸多生活习俗上的差异，也是女性进入更年期后容易出现临床病症的原因。

哪些是更年期综合征最突出的表现

突然的面部发红、潮热和全身出汗伴随心跳加快、头部紧箍是最常见和特征性的更年期综合征症状，发生率高达75％。这些症状不定时、不稳定，发作频率及严重程度因人而异，严重者病人难以忍受，从而影响工作与生活。初起时可能很轻，病人常常突然感到自胸部向颈部、面部扩散的阵阵上涌的热浪,这种现象称为潮热;与此同时这些部位的皮肤有弥散性或片状发红,以脸部、颈部为多,称为潮红;有些人这时伴有出汗,出汗后由于热量从皮肤蒸发,继而畏寒发冷,大多发生在午后、黄昏或夜间。发作有很大的个体差异,有些人一日可发作数次或数十次,每次持续数秒或数分钟,一般潮红和潮热同时出现,随后症状自行缓解。发作频率高使人困扰,甚至潮红、潮热发作时可使病人从睡梦中醒来,影响睡眠和身心健康,使病人备受痛苦。

症状发作时能检测到一些客观指标的改变,如脉搏加快,皮肤温度上升,身体不同部位上升幅度各异,以手指、足趾温度升高最为显著。有些妇女潮红、潮热症状首次发生时月经周期仍然规则,而有些妇女却变得不规则或完全停止。多数妇女这种症状持续1~2年后会自然消失,持续5年以上者较少见。

更年期妇女为何有
潮红、潮热现象

血管收缩与扩张不稳定引起皮肤区域性发红(潮红)、烘热(潮热)。潮红、潮热是妇女进入更年期的特征性症状,占更年期妇女的60%~70%。更年期时卵巢功能逐渐衰退,分泌的雌激素明显减少,潮红、潮热发作与雌激素减少有关。低浓度雌激素本身并不引起潮红,如青春期前儿童和性腺发育不全病人,虽然雌激素水平低下,却不发生潮红。有学者认为,潮红发生与促性腺激素分泌过多有关(如促黄体生成素)。有实验研究表明,潮热发作时间与血清促黄体生成素上升浓度相一致,症状程度与促黄体生成素峰值高度呈正比。近年来研究认为,由于垂体门静脉血液中促黄体生成素释放激素浓度的波动与促黄体生成素的脉冲式释放同步。因此,促黄体生成素释放激素升高可能是诱发潮红的因素。

雌激素分泌的下降也使下丘脑的中枢体温调节功能失调,伴有下丘脑恒温调节器的设定温度(体温)下调,外周皮下血管扩张,导致潮热发作。

潮热发作除上述神经内分泌因素外,与自主神经系统功能障碍也有关。当雌激素水平下降时,下丘脑自主神经中枢的副交感神经稳定作用减弱,从而产生反应性交感神经张力过高,对颈交感神经发生作用,产生区域性血管扩张。头、颈、胸、背这些区域的自主神经系统更敏感,因而潮热更为显著。绝经后期,自主神经系统已逐渐适应,在重新调整下达到新的平衡,于是潮热症状逐渐消失。

何谓更年期功能失调性子宫出血

更年期功血是围绝经期功能失调性子宫出血的简称。功能失调性子宫出血是一种常见的妇科疾病,简称功血。主要表现为月经周期紊乱、经量过多、经期延长等,经体格检查内外生殖器官又无明显的器质性病变。功血主要是由于调节生殖神经内分泌机制发生紊乱。功血可发生于月经初潮至绝经期间的任何年龄。临床实践发现,其中50%的功血发生在围绝经期,造成异常的子宫出血,发生于围绝经期的功血称为更年期功血。

月经周期的调节是一个非常复杂的过程,下丘脑－垂体－卵巢三者之间的相互作用是月经周期调节的主要环节。围绝经期妇女发生功血主要是卵巢功能衰退造成无排卵、雌激素分泌异常所致。

更年期功血病人最常见的症状是子宫不规则出血，特点是月经周期紊乱，经期长短不一，出血量时多时少，甚至大量出血。在围绝经期功血中，有些妇女有时先有数周或数月停经，然后发生不规则阴道流血，血量往往较多，持续10～20天不止，病人常伴有贫血；有些妇女一开始即为不规则阴道流血，也可表现为类似正常月经的周期性出血，但经量增多。妇女在出血期无明显下腹疼痛或其他不适，妇科检查子宫大小均在正常范围之内。

为什么会发生更年期功能失调性子宫出血

更年期功能失调性子宫出血是围绝经期妇女不规则排卵的典型表现，是由于内分泌失调、雌激素分泌不正常，使子宫内膜反应异常而引起的异常子宫出血。

正常月经周期中月经来潮是卵巢内卵泡成熟、排卵和黄体形成、黄体退化，雌、孕激素的撤退，子宫内膜缺血、坏死、剥脱、经血来潮，随后内膜修复，出血停止，有明显的规律性和自限性。正常月经的周期性调节是由大脑皮层、下丘脑－垂体－卵巢轴及子宫内膜的反应等共同完成的，这一系统处在一个相互调节与制约的动态平衡中。

大多数更年期功血病人不具备这些特点。更年期首先表现为卵巢功能减退，继之下丘脑－垂体－卵巢轴失衡。更年期是雌激素水平降低的典型时期，然后雌激素水平有明显波动，某些妇女可能有过多雌激素。更年期功血大多是无排卵型功血，无排卵型功血主要是由于单一雌激素刺激而无孕激素对抗所引起。在雌激素长期作用下，子宫内膜增生，若有一批卵泡闭锁，雌激素水平可突然下降，内膜因失去激素支持而剥脱出血，但因为不排卵不能形成黄体，也就没有孕激素的作用使子宫内膜发生分泌期变化，内膜增厚但不牢固，致使内膜组织脆弱而不牢固，易发生溃破出血。因无孕激素作用，子宫内膜不能同步脱落，后果是一处修复另一处又破裂出血，造成出血时间延长，流血量多，而且不容易自行停止。此外，多次组织的破损活化了纤溶系统，血凝块不易形成，进一步加重了出血，可使妇女的血色素下降，发生严重的贫血。正如外源性雌激素应用后撤退所引起的出血，属撤退性出血。

雌激素撤退性出血有两种类型，出血类型与雌激素存在着半定量的关系。低雌激素维持在阈值水平，可发生间断性少量出血，内膜修复慢使出血时间延长；高水平雌激素维持在有效浓度，可引起长时间闭经。雌激素由于缺乏孕激素的对抗，子宫内膜过度增厚、血管和腺体增多，间质减少，组织变脆。随着体内雌激素水平波动，内膜得不到间质支持而脱落出血，且血量汹涌。

严重的无排卵性出血易发生在雌激素分泌多或持续时间长的病例。由于缺乏孕酮拮抗，子宫内膜会不受限制地增生。与此同时，却无致密间质支持，易自发溃破出血；子宫内膜在雌激素作用下其间质中存在酸性黏多糖，具有凝胶作用；孕激素有抑制酸性黏多糖的合成，使子宫内膜易于脱落。无排卵功血仅有雌激素作用而无孕激素分泌，内膜中酸性黏多糖持续存在，使子宫内膜不易脱落完全，致不规则出血。

哪些因素会导致妇女更年期雌激素过多

更年期妇女由于卵巢功能逐渐衰退，导致体内雌激素水平降低，然而雌激素在总的降低趋势下，由于雌激素水平有明显的波动，某些妇女可能有过多雌激素产生，导致功能性子宫出血。

雌激素过多和并发症多见于肥胖妇女，这些妇女由于脂肪组织中雄烯二酮的转化增加，使雌激素偏向于较高水平；另一因素是可能存在性激素结合球蛋白下降，使循环中的非结合雌激素水平升高，生物活性增强。

雌激素过多可来自无排卵周期。在这周期中，卵巢产生的雌激素没有孕激素拮抗。其他因素也可能产生雌激素过多，例如体内可能产生高水平的在组织中转化为雌激素的前体雄激素。雌激素升高还可以来自肥胖、甲状腺功能亢进，或肝功能障碍引起的雄烯二酮芳香化作用的增强，雌酮和雌二醇产生过多。雌激素升高也可以来自内分泌肿瘤与紧张，卵巢肿瘤会引起雌激素分泌增加。雌激素过多除了月经量多外，其他症状类似于月经前的综合征，有明显的乳房触痛、腿痉挛、恶心和液体潴留。

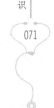

患了更年期功血子宫内膜有哪些变化

子宫内膜是卵巢功能的"晴雨表"，子宫内膜的周期性变化受卵巢激素作用起变化。更年期妇女卵巢功能衰退出现排卵障碍时，卵巢中有各个不同发育时期的卵泡能分泌雌激素，而雌激素的水平随着卵泡生长萎缩而波动，在不同量的（包括少量长期）雌激素作用下，如没有孕激素拮抗，子宫内膜可有不同程度的增生改变。做诊断性刮宫时可见内膜组织有以下几种变化：

① 增生期子宫内膜：较为多见，这种内膜与正常月经

周期中的增生期内膜并无区别,只是在月经后半期、甚至月经来潮时仍表现为增生期状态。

② 子宫内膜单纯增生:子宫内膜腺体增加,但无腺体排列拥挤现象,腺体细胞无异型性改变。

③ 子宫内膜复合增生:内膜腺体拥挤成多层,但腺体细胞仍无异型性改变。

④ 不典型增生:它与前两种增生的根本区别是腺体细胞发生异型性改变。

⑤ 萎缩性子宫内膜:在少数情况下,因流血时间长,增生的子宫内膜已大部分脱落或全部脱落,而体内雌激素水平低落,子宫内膜创面无法修复,临床表现为少量阴道流血持续不止。这时的子宫内膜为萎缩型,内膜菲薄,腺体小而少,间质致密,血管很少。

更年期妇女会有哪些心理变化

更年期由于机体内发生一系列的生理变化,性腺功能减退,体质由盛趋衰,生理功能开始下降,精力随之减退。加上外在因素,如亲友伤亡、家庭纠纷等刺激,极容易产生心理矛盾与心理冲突,从而引起一系列的心理变化。最常见的心理变化有以下几个方面:

① 悲观心理:表现为情绪消沉、心灰意懒、郁郁寡欢,对一些更年期症状顾虑重重,担心患了不治之症,感到前途暗淡,常常用"放大镜"看待身边发生的事情,把生活、工作中的一些小毛病和过失说成是严重错误。为此整日悲悲切切,甚至消极产生自杀的念头。

② 孤独心理:这种人主要表现为固执、不合群,对生活

和工作感到无聊。由于个性改变影响了人与人之间的交往、沟通,感到孤独、寂寞,愿意有人与之交谈、聊天,但若真的有人与其交谈时,却常常失去兴趣,注意力不能集中,使人际关系不协调,加重了孤独的心理。

③ 焦虑心理:是更年期妇女的一个显著特点。由于更年期出现一些生理变化,使她们整日顾虑重重,怕衰老、怕患病。一旦患了一些小病,就认为是不治之症,疑虑重重,惊慌恐惧,一会儿查对医书,又由于对医学知识一知半解,弄得人心惶惶,不可终日。有些人甚至在整个更年期的时间里都奔波于各医院之间。常常为一些生活小事唠叨个没完没了,大有杞人忧天之势。

更年期是卵巢功能减退必然出现的生理过程,但并不是每个人都有这些变化。更年期妇女应了解这一过程,掌握这些规律和保健知识,做好自我调节,就能安然度过这个多事之秋。

更年期妇女性格变化 会受哪些因素影响

不少妇女在年轻时性格温和、开朗、乐观,但是到了更年期后往往会变得忧郁伤感,喜怒无常,这种性格行为的变化就是所说的更年期怪脾气。妇女更年期大多发生在45～55岁之间(男子一般在55～60岁),人们将面临很多情况,躯体衰老,疾病缠身、子女离开、亲友亡故、生理功能减退等多种因素都会影响精神状态的变化,产生一系列心理特征与心理变化。出现这种变化大致有以下几方面的原因:

① 雌激素水平波动或下降所致的神经心理症状是最主要的原因:随着年龄的增长,雌激素水平的降低,身体各

器官发生一系列变化,如皮肤出现皱纹、月经停止、腹部和臀部脂肪堆积,有时候有心悸、胸闷等身体不适,还有消化不良、睡眠不佳等症状。这些症状的出现,往往使人觉得自己已经衰老,心中不乐。

② 衰老的内在因素:人在步入更年期后,生殖、内分泌和神经系统与机体其他各器官均会发生一系列功能改变,这些改变在一定程度上是产生心理变化的内在因素。更年期大脑已开始萎缩,脑血流量减少,记忆力减退,神经传导速度下降,自身各系统功能统一协调能力变差,与周围的人不容易进行信息沟通,从而产生孤独、悲观及焦虑的情绪。

③ 社会环境的变化对妇女性格行为也会产生影响:每一个人在一定的社会环境中生活、工作,环境的差异会影响人的思想、行为和习惯。到了更年期由于内分泌功能、尤其是性腺功能的下降,身体状况不能适应工作的要求,有"力不从心"的感觉。或者到了退休年龄,从工作岗位退下来,很不习惯,会产生一种失落感。

④ 家庭成员的去世、子女的婚嫁离别、丈夫工作繁忙,无暇照管家事等原因也会使更年期的妇女性格和行为发生改变。

更年期妇女情绪不稳定,而且往往没有直接原因,使人感到莫名其妙,常常为了一点小事紧张不安,或者大吵大闹,事后又会后悔痛苦。有些人过于注重自己的身体状况,稍有不适,就思前顾后,疑虑重重,又不承认这是一种心理问题,往往造成疑心病。另外,在事业上受到挫折产生的苦闷、心情抑郁以及职务的升降等,都可引起一系列的心理变化。当然,并不是所有人都会有明显的性格行为变化,但是更年期的妇女应该了解,出现性格上的反常现象常常是更年期生理变化引起的。对于这些变化要适应,学会自觉地进行心理调整,让这种变化和影响减小到最低限度。

总之,更年期心理健康与否,内外因素起着十分重要的作用。一切心理反应都可以作用于生理活动。反之,生理因素也会影响心理活动,两者是相互依赖相互作用的。

更年期妇女为何易患抑郁症

人到更年期会出现一系列变化,这些变化涉及生理、心理,也涉及环境和社会角色的改变。处于更年期的妇女不能很好地适应这些改变,且遗传因素、精神创伤、平素性格等致病因素的参与,常会促使更年期抑郁症的发生。

进入更年期以后,体内的生理功能发生退行性改变,例如月经变化(周期紊乱、经量改变直到绝经)、大脑皮层功能失调(兴奋和抑制过程不平衡,以致出现睡眠障碍——早醒、失眠)、代谢变化(脂肪堆积、骨质疏松、血液生化改变,容易发生冠心病及糖尿病等)。此外,性腺功能的减退导致性活动减少,容易产生怀疑丈夫对自己不忠诚、另有所爱的变态心理。

进入更年期,视力、听力均会有所减退,容易误会别人的意思而产生猜疑心理,造成人际关系紧张。记忆力减退,常常想不起物品放置的位置,开始时还能认识到自己记忆力差,到后来不是怪自己记忆力差,而是怀疑邻居所偷、子女所拿,搞得彼此不快。记忆减退,常常会忘记自己讲过的话,别人做的事又不放心,于是易产生焦虑、忧郁的倾向。

进入更年期,神经系统功能不够稳定,随着年龄的增长,难免有"夕阳无限好,只是近黄昏"的感叹。长辈们相继过世,同龄人也日渐衰老,不免有兔死狐悲的伤感。对自己的身体情况十分敏感,即使是一点点小病,也会担心是否患了不治之症，经常焦虑、紧张、惶恐不安，甚至产生心理障碍。

何谓更年期癔症

更年期癔症的病因还不很清楚，可能与体质、神经、行为、外周环境、遗传等因素有关。病人的神经类型常为弱型，比较自闭，不善于与别人交谈，较多愁善感和焦虑，在精神上受到刺激或工作较紧张时，往往不能使自己适应于这种环境而易发病或使症状加重。神经官能症的特点是受精神、环境等刺激可引起各种生理改变，主要表现为交感神经活性增加和肾上腺皮质激素分泌增多，当精神、环境等刺激消除后，所发生的生理性改变也会恢复正常。

更年期妇女外阴部
会有哪些变化

卵巢生理功能逐渐衰退、卵巢功能停止、生产雌激素功能的逐渐丧失，导致外生殖器发生一系列生理性变化。

更年期妇女通常 40 岁左右外阴皮肤出现老化特征，至绝经 5～10 年后改变明显，表现为大小阴唇皮下脂肪减少。真皮层及黏膜变薄，血管弹性纤维退化，外阴皮肤表面无光泽，供血及含水量下降，腺体分泌减少，外阴因而干燥，阴毛稀少，阴蒂缩小，其感觉神经减少，感觉迟钝。

同样，会阴部由于肌肉弹性减低，肛门周围皮肤也有萎缩性变化，并常因干燥而发生皲裂，尿道黏膜萎缩，尿道括约肌松弛，常发生尿频和尿失禁，影响生活起居。同时由于尿液浸渍，常常诱发会阴部湿疹、皮炎及尿路感染等，给精神和肉体带来极大痛苦。因阴道前壁萎缩变短，尿道口位置发生改变，尿道黏膜外翻，可有尿道肉阜形成，即民间所称的"赘肉"形成，通常需摘除。

患了外阴白色病变
会发生癌变吗

长期以来，人们习惯把外阴发白称为外阴白斑。实际上，外阴白斑概念仅限于外阴皮肤不典型增生，是癌前期病变。很多人将外阴白色病变和外阴白斑混为一谈，导致许多妇女提及"外阴白色病变"总会谈虎色变，她们认为"外阴白色病变"就是癌前病变，认为患了外阴白色病变就会变成外阴癌病人。其实，"外阴白斑"这一名称目前已不用，外阴白色病变也并不都会变癌。

外阴白色病变是更年期妇女常见病，过去认为是一种具有潜在恶性的疾病。然而，根据长期观察、随访，外阴白色病变的癌变率仅为2%，绝大部分是不会发展为外阴癌，仅在外阴增生型营养不良的基础上才会继发癌变。在增生型和混合型中，如果是不典型增生者也仅有少部分发展为癌。积极治疗、定期随访，轻度不典型增生是可逆的，治疗后可恢复正常。硬化苔癣型营养不良很少出现不典型增生，因此继发癌变也较少见。

外阴白色病变虽然可以发生在任何年龄，但绝经前后的妇女极为多见。虽然外阴皮肤变白的疾病很多，但外阴癌病人也有并发于外阴白色病变，所以外阴有不适及皮肤变白不要羞于启齿不去就医。许多学者认为，外阴营养不良在积极治疗情况下很少发生癌变，外阴白色病变在发生癌变前往往在病理改变上首先会看到不典型增生，由不典

型增生发展为癌需经数年之久。如果能积极治疗，定期随访，只有极少数病人才会发展为外阴癌。

发生外阴白色病变有哪些病因

外阴白色病变的确切病因不明，近年来有人发现在外阴皮肤真皮层中存在着一种刺激物，使局部组织增生和促进该处表皮代谢，在皮肤表皮层中有一种抑制素，能抑制表皮细胞生长。在正常情况下，两种物质处于平衡状态，一旦平衡遭到破坏，即产生病变。当真皮中刺激物活跃，以致表皮增厚。当表皮中抑制素产生过多，表皮生长受抑制，以致表皮变薄，成硬化苔藓型改变。

外阴白色病变常发生于绝经期或绝经后妇女。雌激素缺乏可能是发生的主要原因。此外，慢性炎症刺激、神经精神因素也可能是该病的发病因素。

更年期妇女为何易发生外阴瘙痒

外阴瘙痒症不是一个独立的疾病，只是外阴各种不同病变所引起的一种症状，也可发生在外阴完全正常者，从幼儿到老年人均可发生，更多见于更年期妇女。外阴瘙痒常发生的部位是阴蒂和小阴唇内外侧，重者会涉及整个会阴部、大阴唇以至肛门周围。俗话说痒比痛还难受，外阴瘙痒症常有难言之苦。一些人羞于就医，以为不清洁引起，自己在家用肥皂擦洗，用开水洗烫。结果使病程拖长，症状加重，成为顽固性瘙痒，影响生活和工作。引起更年期妇女外阴瘙痒的主要原因有：

① 局部原因：a. 外阴局部长期慢性刺激：更年期妇女糖尿病增多,尿中糖过高;泌尿系感染或尿失禁时长期尿液等刺激;服用泻药排便时的刺激,会引起外阴和肛门周围瘙痒。更年期妇女肥胖者由于汗液易藏于外阴皱褶中,使皮肤浸软并摩擦,也常是瘙痒的原因。b. 外阴皮肤局部病变：如慢性外阴营养不良（外阴白色病变）、外阴皮肤病（神经性皮炎、慢性湿疹等）、疱疹、尖锐湿疣等均可引起外阴瘙痒。c. 药物过敏或化学物刺激：经常用碱性较强的肥皂、避孕套、不洁卫生护垫、阴道放药等可直接刺激或过敏而出现过敏性皮炎,出现外阴瘙痒症状。

② 全身性因素：a. 某些全身性疾病：如黄疸,贫血,维生素 A、维生素 B 缺乏,糖尿病等都可有全身和外阴皮肤瘙痒。b. 绝经前后妇女由于性腺功能减退,皮肤老化、干燥等常发生皮肤和外阴瘙痒。c. 不明原因的外阴瘙痒：有些病人外阴瘙痒严重,但并无上述全身和局部原因。应考虑是否由于精神因素、心理因素或条件反射所引起。

患了老年性阴道炎怎么办

老年性阴道炎是更年期妇女绝经后由于卵巢功能衰竭、雌激素水平降低、阴道壁萎缩、黏膜变薄,局部抵抗力降低后,致病菌入侵繁殖引起的炎症,所以又称萎缩性阴道炎。它既不是滴虫引起,也不是霉菌引起。生育年龄的妇女卵巢功能旺盛,能分泌足够的雌激素,雌激素的存在会产生一增厚的、潮湿的、有皱襞的阴道上皮,含有丰富的糖原,有利于正常的阴道菌群——乳酸杆菌的生长,将糖原分解为乳酸,产生酸性的阴道环境,抑制致病菌的生长与繁殖。

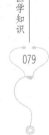

绝经后雌激素的缺乏使阴道上皮改变,如变薄、弹性较低、变苍白、皱襞消失、润滑减少,易受损伤,进而导致出血点、溃疡或出血,细菌容易入侵,发生老年性阴道炎。同时雌激素不足,阴道上皮内糖原减少,经乳酸杆菌分解产生乳酸的能力下降,阴道内的 pH 值从酸性变为碱性,局部抵抗力减弱,致病菌容易繁殖引起炎症。此外,绝经后妇女外阴、阴唇也逐渐萎缩,阴道口闭合不紧,肛门等部位细菌容易侵入阴道而发生炎症。

该病虽主要发生于绝经后妇女,但中年妇女 40 岁以后卵巢功能已逐渐衰退,雌激素水平也呈下降趋势,阴道的自洁作用也每况愈下。因此,更年期妇女阴道受外界感染的机会将逐年上升。另外,妇女因病切除了两侧卵巢,卵巢功能早衰、长期闭经、长期哺乳或放射治疗破坏了卵巢功能所致的人工绝经、雌激素水平降低,也会引起老年性阴道炎。

女性为何要定期
进行妇科检查

女性生殖器官恶性肿瘤是威胁妇女生命的最危险疾病,尤其是子宫颈癌仍居女性生殖器官恶性肿瘤的首位,发病年龄在 30 ~ 50 岁。子宫内膜癌与卵巢癌大多发生于中老年妇女,特别是绝经前后的妇女。普查的推行开始于妇科,妇科的普查又始于子宫颈癌。由于广泛采用了宫颈细胞防癌涂片普查的方法,许多宫颈癌得以早期发现和及时治疗,使宫颈癌的发病率和病死率明显下降。

卵巢癌目前仍是妇科恶性肿瘤中病死率最高的肿瘤,大部分病人诊断时已到晚期。因此,提高卵巢癌的 5 年生存率的关键是早期诊断。定期盆腔检查固然是发现卵巢威胁的有效方法，但对于早期癌或微小癌瘤仍难靠触摸发现。近年来随着超声诊断技术的发展，特别是彩色多普勒超声的应用，通过测定早期卵巢癌，是一项值得推广的简单又安全的卵巢癌筛查手段。肿瘤标记物的测定，如 CA125、甲胎蛋白等，也是主要的辅助诊断方法之一。

总之，妇科定期普查，使晚期妇科恶性肿瘤的发病率逐年下降，早期癌得到及时诊断和治疗，对改善治疗效果、提高病人生活质量有着十分重要的意义。

外阴癌有哪些常见发病原因

妇女外阴部的恶性肿瘤仅占全身恶性肿瘤的 1%，发生率虽不太高，但由于很多病人着怯忌医，自己乱用药物，或找庸医、游医延误了诊断和治疗。外阴部位的恶性肿瘤就是通常所说的外阴癌，以鳞状上皮癌最常见，大多发生在60 岁左右的绝经妇女，大约半数以上的病人常常有外阴白斑的病史。而且大部分外阴癌病人发病前可有多年的外阴瘙痒、尖锐湿疣等表现，外阴瘙痒大多持续较长时间，在确诊为外阴癌之前，可以持续 5～20 年之久。瘙痒常常并非外阴癌本身所引起，而是与其前驱疾患有关，或同时患有其他皮肤病变，如外阴白斑或外阴萎缩性硬化性苔藓等。

外阴癌的常见发病原因：

① 慢性外阴营养障碍性疾病：外阴白斑，特别是外阴上皮有不典型增生者，有 30%～50% 的病人可发生癌变，外阴硬化性苔癣如反复并发溃疡者应警惕癌变的可能。外阴白色病变是否发生癌变的关键在于外阴上皮是否增生，不能凭外阴皮肤或黏膜变白来预测癌变的可能性。需依赖于外阴病灶的活检，看病理结果。

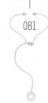

② 病毒感染:如人乳头状瘤病毒、单纯疱疹病毒Ⅱ型、巨细胞病毒等可能是致病原因之一。

③ 梅毒性慢性溃疡与外阴癌有密切关系:据统计,外阴癌有性病史者占40%左右。

④ 外阴部炎症:尤其是体胖和糖尿病病人慢性炎症刺激,可能成为诱发因素,促使癌前病变。

⑤ 过早绝经、内分泌失调病人:外阴癌的发病率偏高。

女性应怎样预防外阴癌

外阴癌的预防主要是注意个人卫生与外阴的清洁卫生,每日用清水清洗外阴部,避免慢性外阴炎的长期刺激。若出现外阴瘙痒应及时治疗,禁止用有刺激性的药物或液体擦洗外阴。如果发现外阴部结节、溃疡或白斑时,更应及时就医,必要时做活组织检查,以明确这些病变的性质。根据医生的要求进行治疗和随访复查,这样可大大减少外阴癌的发生。

哪些因素会促使宫颈癌的发生

宫颈癌的病因至今还没有定论,多数学者认为是多种因素的作用,其发病与早婚、性生活紊乱、过早性生活、早育、多产、宫颈糜烂、性交过频、经济状况、种族和地理环境等因素有关,也与病毒感染有关。

① 早婚、早育与孕产频多:过早开始性生活或早婚的妇女宫颈癌发病率显著高于其他妇女,因那时女性生殖道发育还没成熟,对致癌刺激比较敏感。

② 宫颈糜烂、裂伤与外翻：有宫颈糜烂的妇女，宫颈癌的发病率明显高于无糜烂者。有资料表明，前者比后者发病率高2倍，宫颈裂伤与癌的发生也有一定的关系。

③ 包皮垢因素：男性的包皮垢不仅对阴茎癌的发生有决定性影响，而且与子宫颈癌的发生也有密切关系。包皮垢中的胆固醇经细菌作用后，可转变成致癌物质。

④ 病毒因素：人乳头状病毒、单纯疱疹Ⅱ型病毒、人类巨细胞病毒与宫颈癌发病有关。人类巨细胞病毒在宫颈癌活检组织中检出高百分率的巨细胞病毒DNA（脱氧核糖核酸）片段，说明宫颈癌的发生可能与病毒感染有关。

⑤ 高危性伴侣：高危男子是宫颈癌发病因素的论点已引起高度重视。凡性伴侣有阴茎癌、前列腺癌或其配偶曾患宫颈癌均为高危男子，凡与高危男子有性接触的妇女均易患宫颈癌。

⑥ 吸烟因素：研究表明，妇女吸烟宫颈癌的危险性增加2倍，高危病人大多是大量长期吸烟者。吸烟一方面影响机体的免疫功能，对免疫系统起抑制作用；另一方面吸烟加强了病毒感染后对宫颈的作用，从而使吸烟者易患宫颈癌。

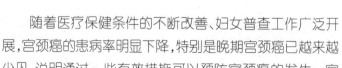

预防宫颈癌有哪些保健措施

随着医疗保健条件的不断改善、妇女普查工作广泛开展，宫颈癌的患病率明显下降，特别是晚期宫颈癌已越来越少见，说明通过一些有效措施可以预防宫颈癌的发生。宫颈癌流行病学研究结果表明，婚产因素、宫颈糜烂、包皮垢、性行为、性传播性疾病与病毒感染都是宫颈癌发病的危险因素。宫颈癌的预防措施：一方面通过普查早期发现、诊断和早期治疗,另一方面是针对病因进行预防。

①普及防癌知识,提倡晚婚、少育,开展性卫生教育:妇女有性交出血,特别是绝经前后有性交出血、月经异常者,应警惕生殖道肿瘤的可能,需及时就医。

②健全妇女防癌保健检查:定期开展对妇女疾病,特别是宫颈癌的普查普治,做到早发现、早诊断、早治疗。已婚妇女应每1~2年做一次检查,更年期妇女更应该定期做妇科检查。30岁以上妇女到妇科门诊求治时,应做常规宫颈刮片检查。普查中如发现宫颈刮片异常者,应进一步检查处理。

③积极治疗慢性宫颈炎:特别是长期白带增多或有异常阴道出血者,应立即去医院检查,并采取有效的治疗措施。据有关统计资料表明,有宫颈糜烂的妇女,其宫颈癌的发病率比无宫颈糜烂的妇女高5~10倍。生产时医生要正确处理好难产,防止宫颈裂伤,手术助产后应及时进行阴道检查,如发现宫颈裂伤,应及时进行手术缝合。

④切除男性过长的阴茎包皮:这不仅能预防阴茎癌,还可减少配偶宫颈癌的发生。

⑤注意性生活卫生:避免性生活紊乱和过频。

何谓子宫内膜增生过长

子宫内膜增生过长是指发生在子宫内膜的一组增生性病变,少数可缓慢发展为癌。组织学特征:有腺上皮细胞和腺体结构不同程度的改变,依据病变中有无腺上皮细胞的异型性将其分类为单纯增生、复合增生和不典型增生。不典型增生具有癌变倾向,被列为癌前病变。月经异常是该病的突出症状,常表现为阴道不规则出血、月经稀少或闭经一段时间后又出现长期大量阴道出血,其发病与雌激素的长期刺激有关。

子宫内膜增生过长多易出现下述情况:

① 不排卵:子宫内膜持续受雌激素作用,无孕酮的对抗,也缺少周期性分泌期的转化;长期处于增生状态。

② 不育:不育也可促使子宫内膜增生。每经一次足月妊娠,子宫内膜即可免受雌激素1年或数年的刺激;不育妇女则缺乏妊娠的影响,子宫内膜仍不间断地受到雌激素的刺激。

③ 肥胖:肥胖者体内的雄烯二酮可以转化为雌酮和雌二醇,因而造成持续性雌激素刺激。

④ 多囊卵巢综合征:有20%~30%的子宫内膜增生过长病人合并多囊卵巢综合征,这种病人的卵巢滤泡持续生长,但不能成熟,达到排卵,其雌激素水平持续接近于正常卵巢周期中排卵高峰值,但无孕酮对抗。

⑤ 内分泌功能性肿瘤:内分泌功能性肿瘤是罕见的肌瘤,包括垂体瘤和卵巢颗粒细胞瘤。垂体瘤的促性腺功能不正常,卵巢颗粒细胞瘤可持续分泌雌激素。

⑥ 外援性雌激素的应用:外援性雌激素的应用也可造成体内长期雌激素水平增高,从而引起子宫内膜不典型增生。

何谓子宫内膜癌

子宫内膜癌通常又称为子宫体癌,是指子宫内膜的一种恶性肿瘤,以子宫内膜腺癌最为常见。子宫内膜癌是女性生殖器官常见的恶性肿瘤,发生率仅次于宫颈癌。

子宫内膜癌发病率上升主要有以下几个因素:a. 由于

经济生活的改善与发展,人的寿命明显延长,更多的妇女到了内膜癌发病的危险年龄。b. 众多的医疗保健、医疗检查,使该病得到发现和确认。c. 内外环境因素,最突出的是外源性雌激素的应用。在美国,1960~1975 年 50~54 岁的妇女子宫内膜癌增加了 91%,被认为与应用各种雌激素有关。但并不意味着所有应用雌激素的人都会患子宫内膜癌,这与应用方法和剂量是否合理有关。c. 在某种意义上,子宫内膜癌的诊断范围被扩大,包括重度不典型增生以及与原位癌、分化好的腺癌在病理意义上没有分清。

子宫内膜癌虽可发生于任何年龄,但基本上是一种老年妇女的肿瘤。一般认为,子宫内膜癌的好发年龄约比宫颈癌推迟 10 年,平均发病年龄在 55 岁左右。常用的治疗方法有手术治疗、放射治疗、手术合并放疗、化疗以及孕激素治疗。由于子宫内膜癌生长较慢、转移晚、症状显著,治疗效果在妇科恶性肿瘤中属比较好的,5 年生存率一般在60%~70%之间,个别可达 80%左右。影响子宫内膜癌预后的因素,包括临床期别、细胞分化程度、有无肌层浸润、治疗是否充分以及年龄、组织类别、子宫大小、血管和淋巴管有无肿瘤等。

绝经后阴道出血怎么办

所谓绝经后阴道流血,是指更年期妇女月经停止 1 年后又出现阴道流血。正常情况下,绝经后不会再有阴道出血,因为引起周期性子宫出血(月经)的卵巢功能已衰竭,不再分泌足量的雌、孕激素引起子宫内膜撤退性出血。若绝经后又出现阴道出血,多数是病理情况,常常是由许多疾病导致的症状,不是一种独立的疾病。

绝经后妇女阴道流血并不少见,其中40%以上是由生殖器肿瘤引起,不能听之任之,掉以轻心。但绝经后再次出现阴道流血也并不一定是患了恶性肿瘤。绝经1年以后再次出现阴道流血,正确的处理是高度重视并尽快就医,以便得到正确的诊断和及时的处理。良性疾病引起的阴道出血在绝经后妇女也有一定的比例。在明确病因、对症治疗后很快就能痊愈。生殖道癌肿是中老年妇女死亡的主要原因之一,其早期表现是绝经后阴道流血。绝经后阴道出血是一个危险信号,不管出血量多少,持续或间断,有无规律,均应引起中老年妇女的重视,不要麻痹大意,早期诊断和治疗,对中老年妇女身体健康非常重要。

哪些生殖器恶性肿瘤会引起绝经后出血

① 子宫内膜癌:多见于绝经后妇女,80%以上的病例发生在50岁以上的妇女。主要表现为绝经后阴道流血,少量的血性排液是最常见的症状,呈持续性或间断性,偶有绝经后数年突然出现大量阴道流血者。肥胖的妇女绝经后出血更应高度怀疑子宫内膜癌的可能性。

② 宫颈癌:是绝经后妇女常见的恶性肿瘤之一,早期症状是有少量血性白带和接触性出血,病人常因性交或排便后阴道少量出血而就医;晚期症状明显,阴道排液增多,出血不规则,量多少不一。癌肿溃破时可有大量阴道流血。

③ 卵巢癌、输卵管癌:均可引起绝经后阴道流血,但较少见。卵巢肿瘤中颗粒细胞瘤可分泌雌激素引起绝经后阴道流血,60%在绝经后发生早期可引起绝经后反复出血,但检查不一定能发现卵巢增大。临床上虽有一些病人反复出

现绝经后阴道流血而未被检测到原因,预防性子宫卵巢全部切除有时可发现极早期的颗粒细胞瘤,为低度恶性肿瘤。输卵管癌也可表现为绝经后不规则阴道流血,主要症状是阴道排液和下腹有包块。

哪些良性疾病也可引起绝经后阴道流血

① 老年性阴道炎:是由于绝经后卵巢功能减退引起的,主要表现为黄水样白带增多。当感染严重时阴道黏膜有浅表溃疡,分泌物可为血性,有的病人可有点滴状出血,常伴有外阴不适及灼热感。老年性子宫内膜炎常与老年性阴道炎同时存在,主要表现为白带增多或排出稀薄血水。

② 内源性雌激素:这种情况多见于近期绝经的妇女,阴道流血似月经样,按时停止。妇女绝经后卵巢功能衰退,雌激素水平下降到不足以引起子宫内膜增生,月经停止。但由于某种不明的原因可使卵巢内一些残留的卵泡一过性发育,分泌雌激素作用于子宫内膜,也可能由于从脂肪等周围组织转换来的雌酮对子宫内膜的积累作用,使子宫内膜增生。达到一定程度后,当体内雌激素水平发生波动时,便可引起出血。这时需观察处理,定期随访,不能放松警惕。

③ 生殖器官器质性病变:如子宫颈息肉、子宫内膜息肉、子宫黏膜下肌瘤及子宫颈糜烂等都可引起绝经后阴道出血。

④ 外源性雌激素:有些妇女应用激素替代治疗,用药剂量较大或时间较长,使子宫内膜有一定程度的增生,停药后雌激素水平发生波动,引起撤退性出血。

⑤ 卵巢良性肿瘤:某些卵巢肿瘤能够分泌雌激素,称

为功能性肿瘤(如卵泡膜细胞瘤)。发生于绝经后,不但可以引起绝经后出血,还可出现乳房肿胀、触痛、子宫阴道萎缩等。

良性病变引起的阴道流血,在明确病因后对症治疗,绝经后阴道流血可自行停止。当出血时间持续较长、出血量较多及年龄较大时,应警惕恶性肿瘤的可能。

患子宫内膜癌与哪些因素有关

雌激素对子宫内膜的长期刺激和子宫内膜癌的发生有密切关系。构成子宫内膜癌的主要危险因素有:

① 身体过重:肥胖可明显增加患子宫内膜癌的危险性,体重超过正常的15%,其危险性增加3倍。机体脂肪过多将增加雌激素的储存,还会增加血中雄烯二酮转化为雌酮,年轻超重是成年超重的预兆,应尽早减肥。

② 未孕:未孕至少比生过1个小孩者增加1倍的危险性。特别是那些因不排卵所致的不育,因持续受雌激素的作用,缺乏孕激素的对抗与调解,引起子宫内膜增生和癌变。有学者报道,30岁以后较晚生育的也会增加危险性。

③ 晚绝经:52岁或52岁以后绝经者,患子宫内膜癌的危险性比49岁以前绝经者增加24倍,绝经晚的妇女后几年大多都不排卵。

④ 遗传因素:约20%子宫内膜癌病人有相似癌的家庭背景。

⑤ 糖尿病:糖尿病或糖耐量不正常者,患子宫内膜癌的危险性比正常人增加2.8倍,在隐性糖尿病人更为显著。

⑥ 高血压:高血压危险性比血压正常者增加15倍。

肥胖、糖尿病易于患子宫内膜癌。高血压也是垂体功能失调的一种表现,常与上述两者合并存在,即所谓子宫内膜癌病人常有的肥胖——高血压——糖尿病三联征。

⑦ 多囊卵巢综合征:多囊卵巢综合征病人因不排卵,使子宫内膜处于高水平、持续的雌激素作用之下,缺乏孕激素的调节和周期性的内膜剥脱,发生增生性改变。

⑧ 卵巢肿瘤:产生雌激素的卵巢肿瘤,主要是卵巢颗粒细胞瘤、卵泡膜细胞瘤等,它们常产生较高水平的雌激素,合并内膜癌的概率为4%。

⑨ 外源性雌激素:应用外源性雌激素,危险性增加4～8倍。内膜癌的发生与用药剂量、时间长短、是否合并应用孕激素、是否中间停药以及病人特点有关。

卵巢肿大就是患了癌症吗

虽然卵巢会发生许多肿瘤,但并不是卵巢一肿大,就生长了肿瘤,都会发生癌变。很多原因都会引起卵巢肿大,主要分肿瘤性和非肿瘤性两大类。

① 非肿瘤性:a. 生理性卵巢肿大。妊娠早期,由于卵巢要为胚胎生长提供足够的孕激素,直到怀孕4个月胎盘形成后取代卵巢的这一功能,在这期间卵巢有可能肿大,形成所谓的妊娠黄体囊肿,一般在怀孕4个月后会自然消退。b. 因某些疾病引起的卵巢肿大。常见的有卵巢滤泡囊肿、黄体退化不全所引起的黄体囊肿,因葡萄胎、绒癌等引起的黄体囊肿,因内分泌失调引起的多囊卵巢综合征等。这些非肿瘤性原因引起的卵巢肿大,又称为非瘤样病变和卵巢非赘生性囊肿,它们呈囊性结构或是卵巢组织的局部增生,是生育年龄妇女卵巢肿大最主要的原因,其重要性需与卵

巢肿瘤相鉴别。

② 肿瘤性：是指起源于卵巢各种组织成分而发生的各种类型的肿瘤，有良性、恶性及交界性之分；组织来源上可分为上皮性、生殖细胞性、性索间质性、卵巢非特异性、间质来源及转移性几大类。病理特点及临床表现差异很大，预后和处理方案也大不相同。

由非肿瘤性原因引起的卵巢肿大，在发展过程中有可能自行缩小或消失，而卵巢肿瘤一般不会自行消失。良性卵巢肿瘤一般生长速度较慢，恶性卵巢肿瘤生长迅速，很快出现症状。

对于卵巢肿大，虽然不都是卵巢肿瘤，但发现卵巢增大确有必要引起重视。一般若卵巢增大直径小于5厘米，有可能是非肿瘤性的，应密切随访3个月；若卵巢增大直径大于5厘米，应进行手术探查。

卵巢肿瘤有哪些类型

卵巢是妇女的性腺，位于盆腔，正常情况下体积很小，不能触及到。卵巢肿瘤的种类非常多，世界卫生组织（WHO）把卵巢肿瘤分为：a. 体腔上皮来源的肿瘤：如卵巢黏液性、浆液性与内膜样肿瘤等。b. 性腺间质肿瘤：颗粒细胞瘤等。c. 脂质（类脂质）细胞瘤。d. 生殖细胞肿瘤：内胚窦瘤、未成熟畸胎瘤等。e. 性腺母细胞瘤。f. 非卵巢特异性软组织肿瘤，如肉瘤、淋巴肉瘤。g. 未分类肿瘤。h. 转移性肿瘤。

每一大类中，还可分为若干小类；性质上又可分为良性和恶性；有些类型的肿瘤，介于良恶性之间的交界性。在给肿瘤命名时，按照惯例，良性的一般称为"瘤"，恶性的称为

"癌"。卵巢肿瘤中，体腔上皮来源的肿瘤也遵循这个规律，但对其他来源的肿瘤，一些称为瘤的却是恶性，如内胚窦瘤、未成熟畸胎瘤、无性细胞瘤、库肯勃瘤，颗粒细胞瘤等。

卵巢肿瘤之所以这样繁多，是因为卵巢在胚胎发生方面有其特殊性，卵巢组织具有发展的多能性，因而它的组织结构与成分很复杂。可以是良性，也可以是恶性；可以有不同的质地和形态，可以产生女性或男性的性激素，可以从肉眼看不见到长到 5 000 克，可以没有任何不适，也可以有腹痛。

卵巢肿瘤不但种类繁多，表现也不同，是妇科常见的肿瘤，大约占女性生殖器肿瘤的 1/3，并有逐渐上升趋势，已占女性生殖器恶性肿瘤的 20%，其病死率更是高居妇科恶性肿瘤之首，成为妇科恶性肿瘤中威胁最大的一种疾病。

患了卵巢癌会遗传吗

20%～25% 的卵巢恶性肿瘤病人有家族史，说明卵巢癌有遗传倾向。卵巢癌会不会遗传？现在看来是可能的，但又不像其他一些遗传病（如白化病、血友病）那么明显。迄今为止，肿瘤的病因仍不十分清楚，有遗传的因素，也有环境的因素。

大量资料统计表明，卵巢癌家族史是卵巢癌发病重要的危险因素。所谓家族性卵巢癌是指一家族数代均发病，主要发生在姐妹之间。没有卵巢癌家族史的妇女一生患该病的危险性为 1/70；若有 1 名一级亲属患病，危险性增至 5%；有 2 名一级亲属患病，危险性为 7%。其他部位的肿瘤（如乳腺癌、直肠癌、子宫内膜癌）也可能合并卵巢癌构成家族中整体的肿瘤模式。

为了正确地估计卵巢癌的高危人群，有学者从遗传流行病学的角度将卵巢癌分为3类：a. 散发性卵巢癌：指卵巢癌家族中二代血亲（包括兄弟姐妹、子女及其双方祖父母）中，没有发现卵巢癌或与其相关的其他肿瘤。b. 家族性卵巢癌：指家族中有2个或2个以上一代或二代血亲中有共患卵巢癌的成员。c. 遗传性卵巢癌：特指表现为常染色体显性遗传的聚集性卵巢癌家族，经常是母系垂直传播，同时还可能有其他种类的癌症，如甲状腺瘤等，这种类型通常称为遗传性卵巢癌综合征。

遗传性卵巢癌综合征的特点是发病年龄早，一般卵巢癌的平均发病年龄为8岁；这种遗传性卵巢癌的平均发病年龄为52岁，它是由于体内某种主要基因异常所引起，表现为卵巢癌的遗传性疾病。实际上，遗传性卵巢癌是比较罕见的，大约7％的卵巢癌病人家族史阳性，真正属于遗传性卵巢癌者还不足卵巢癌病人总数的1％。但有卵巢癌家族史，毕竟是一种高危因素，加强警惕也是完全必要的。

输卵管会发生哪些肿瘤

在女性生殖器官中，输卵管可能是最少发生肿瘤的部位，不论是良性还是恶性肿瘤都不多见。发生在输卵管的良性肿瘤主要有输卵管腺样瘤和输卵管平滑肌瘤。输卵管腺样瘤又叫腺瘤、血管肌瘤、淋巴管瘤或间皮瘤，虽名称不同，实为同一种疾病。它位于输卵管肌壁间或浆膜下的一种局限性小肿瘤，小的只能在显微镜下才能看见，大的也不超过2厘米直径。腺样瘤可发生于任何年龄，大多见于30～50岁的妇女。由于肿瘤极小，且为良性，在临床上无任何症状，因此不但在手术前，就是在手术中也不一定能确诊。大多数是在手术切除附件，并在病理检查时偶然发现。

另一种良性输卵管肿瘤是平滑肌瘤。在胚胎发生过程中，输卵管与子宫的来源是相同的，虽然子宫肌瘤的发病率极高，但输卵管肌瘤却极为罕见。这种肿瘤大小不等，以小的居多，形状和质地均与子宫肌瘤相似，也可发生并发症。一般临床上并无特殊症状，均在妇科检查时偶然发现，很少能在术前确诊。如肌瘤较大或有症状时，可进行手术切除患侧输卵管，输卵管良性肿瘤预后良好。

发生在输卵管的恶性肿瘤有原发性输卵管癌、继发性输卵管癌、输卵管中胚叶混合瘤、输卵管肉瘤等。原发输卵管癌虽然是女性生殖器罕见的恶性肿瘤之一，但较输卵管良性肿瘤较多见，大多发生在 40～50 岁的妇女。继发性输卵管癌常来源于子宫内膜癌与卵巢癌，胃肠道的恶性肿瘤也可转移至输卵管。相对于原发性输卵管癌，继发性癌较为多见，治疗方案与预后取决于原发癌瘤，预后不良。

患了子宫肌瘤怎么办

子宫肌瘤是女性生殖器官最常见的良性肿瘤。主要是由于平滑肌细胞增生引起，故又称子宫平滑肌瘤。子宫肌瘤的发病率很高，大多发生在 30～50 岁年龄组，20 岁以下少见。30 岁以上妇女约 20％有子宫肌瘤，只不过许多人未被发现而已。

发生子宫肌瘤的原因还不完全清楚，可能与体内雌激素紊乱有关；肌瘤组织对雌激素的高度敏感性，可能是子宫肌瘤的主要发病因素之一。临床上发现绝经后子宫肌瘤会萎缩或消退。

子宫肌瘤由平滑肌纤维和结缔组织组成，外面包裹一层完整的假包膜。子宫肌瘤可生长一个,也可以生长十几个,几十个,甚至上百个,多个子宫肌瘤一起发生常与病人的个体特质有关。子宫肌瘤开始时只长在子宫肌壁上,以后向不同方向生长,有不同的名称:

① 肌壁间肌瘤:是最常见的肌瘤,位于肌壁间,肌瘤周围均有肌层包围。可往肌层的外侧生长,可变得很大;也可往宫腔方向生长,压迫宫腔,引起月经量增多、月经淋漓不净等表现。

② 浆膜下肌瘤:子宫肌瘤向子宫浆膜面发展,凸出在子宫表面,其上仅有子宫浆膜面覆盖。当肌瘤继续向腹腔生长时,可形成带蒂的浆膜下肌瘤。带蒂的浆膜下肌瘤容易发生扭转,如肌瘤向两侧的阔韧带生长,形成阔韧带肌瘤。这种类型的肌瘤可蒂扭转,出现急性腹痛。

③ 黏膜下肌瘤:子宫肌瘤向宫腔突出,表面仅有黏膜覆盖,称为黏膜下肌瘤。当肌瘤继续向宫腔内生长时,可形成带蒂的黏膜下肌瘤,甚至可挤压到宫颈口或阴道内,此时可伴有腹痛。这种类型的肌瘤可伴感染、坏死、出血及脓性分泌物,临床表现可类似于生殖道炎症。

肌瘤恶变的概率小,一般为 $0.4\% \sim 0.8\%$,多见于年龄较大的妇女。一般表现为肌瘤在短时间内迅速长大或者出现阴道不规则流血。若绝经后的妇女子宫肌瘤出现增大,应该警惕恶变的可能。

何谓动脉粥样硬化

动脉粥样硬化是动脉血管内膜下出现许多由于巨噬细胞吞噬胆固醇后形成的脂肪斑块,脂质的沉淀使动脉管内壁高低不平,动脉血管变窄,弹性变小,动脉呈硬化状态。

正常人体血胆固醇以高密度脂蛋白胆固醇（HDL－C）及低密度脂蛋白胆固醇（LDL－C）的形式存在。高密度脂蛋白胆固醇能将血液中胆固醇运送到肝脏分解，低密度脂蛋白胆固醇能使胆固醇与动脉壁上的低密度脂蛋白受体结合使其沉积。

女性更年期动脉粥样硬化形成的原因是：雌激素参与血浆胆固醇的代谢，具有促进血浆胆固醇代谢和排泄的作用，可降低血浆中胆固醇的含量。更年期后随着雌激素水平的下降，这种降低血脂的功能随之减弱，从而引起血脂代谢紊乱，导致动脉粥样硬化的发生。绝经后妇女血清胆固醇、三酰甘油、低密度脂蛋白胆固醇浓度上升，高密度脂蛋白胆固醇下降，饮食中过多的饱和脂肪酸增加，血脂浓度增加，脂质通过血管内膜时沉积增多，动脉内膜壁逐渐增厚，氧气进入受阻，致使血管壁中层缺氧，更影响脂质的转化和运输，进一步促进胆固醇沉积，使动脉血管壁的平滑肌纤维弹性减弱，血管变窄，弹性变小，血管变得硬化。

什么是血脂和脂蛋白

血脂是血液中的中性脂肪（胆固醇、三酰甘油等）和类脂（磷脂、糖脂等）的总称，它们在血液中必须和特殊蛋白质结合成一个亲水性的球状大分子复合物，才能在体内转运及进入细胞，这种特殊蛋白质大分子复合物称为脂蛋白，是运输胆固醇、三酰甘油的运载工具。主要的血浆脂蛋白分为4种：乳糜微粒、低密度脂蛋白（LDL－C）、极低密度脂蛋白（VLDL 主要含内源性三酰甘油）与高密度脂蛋白（HDL－C），它们的结构、代谢、物理性质和化学组成各不相同，因而与动脉粥样硬化发病的关系也不相同。

① 乳糜微粒：由于颗粒大，不能进入动脉壁内，一般不会导致动脉粥样硬化。但近年来的研究表明，餐后高脂血症（主要是乳糜微粒浓度升高）也是冠心病的危险因素。

② 低密度脂蛋白：经氧化后变为体内的垃圾，是所有血浆脂蛋白中主要的致动脉粥样硬化性蛋白，粥样硬化斑块中的胆固醇来自血循环中低密度脂蛋白运输所致。经过体内氧化后的低密度脂蛋白，具有更强的致动脉粥样硬化作用。

③ 高密度脂蛋白：人们称它为清道夫，每天扫除血管内的垃圾运到肝脏分解排出，是一种抗动脉粥样硬化的脂蛋白，是冠心病的保护因子。其作用可能是将周围组织包括动脉血管壁内的胆固醇转运到肝脏进行代谢有关，它还有抗低密度脂蛋白氧化的作用，使其致动脉粥样硬化作用减弱，同时促进损害的血管内皮细胞的修复，阻止血小板、胆固醇等沉积在血管壁形成动脉粥样硬化斑块。

何谓高脂血症

人们的生活条件改善后，食物环境发生很大的变化，动物性食物中的胆固醇和饱和脂肪酸含量增加、血脂浓度增加可导致高脂血症。同时，更年期妇女由于雌激素水平的下降，血脂代谢发生紊乱，胆固醇的代谢和排泄作用减弱，更会加重高脂血症。

高脂血症的诊断标准是：a. 血胆固醇大于或等于 6.47 毫摩/升。b. 三酰甘油大于或等于 3.88 毫摩/升。c. 胆固醇与高密度脂蛋白胆固醇之比大于或等于 4.5。

高脂血症常常会导致动脉硬化与冠心病。经研究表明，胆固醇和低密度脂蛋白胆固醇每上升 1%，冠心病的发病率上升 2%。可见纠正高脂血症是多么的重要。

虽然有许多降血脂的药物，但效果并不理想。重要的是调节饮食，这对大多数人纠正高脂血症效果较好。a. 少吃动物油脂，多用植物油烧菜。植物油中含较多的亚油酸、亚麻酸等不饱和脂肪酸，在体内可降低血胆固醇的水平。b. 减少胆固醇的摄入。含胆固醇高的食物有奶油、蛋黄、鲤鱼、猪脑、腰子、蟹黄、肥肉等，应尽量少吃。c. 少吃甜食，减少肥胖的发生。限制热量，防止体内将糖类转变为脂肪。d. 多吃新鲜的蔬菜和水果。蔬菜和水果中含有植物酵，能抑制食物中胆固醇的吸收。

为何绝经后易患冠心病

据有关文献统计，绝经前妇女冠心病的发病率比同年龄组男性低，绝经后由于雌激素不足，血脂代谢发生紊乱，血中胆固醇、低密度脂蛋白、三酰甘油上升，高密度脂蛋白下降，使胆固醇易在血管壁沉积，血管内膜下胆固醇沉积增多，使冠状动脉变狭窄、变硬，影响冠状动脉收缩。同时全身血管收缩血压升高，冠心病的发病率增加快，严重危害绝经后妇女的生活质量。适时补充些雌激素，可明显改善冠状动脉的血流量，起着保护心血管的作用。

西方国家流行病调查表明，妇女冠心病发病的平均年龄较男性晚 10～15 年，50 岁以下妇女较少发生心肌梗死与心绞痛。绝经后冠心病的发病率增高，而且比同年龄组的男性为高，成为妇女的首要死因。

绝经后妇女有发生胰岛素抵抗倾向，胰岛素是避免进食后人体血内葡萄糖水平过高的一种激素。绝经后，体内各组织对胰岛素作用的敏感性降低，人体就要分泌更多的胰岛素，才能使血糖维持在正常水平，因此绝经后妇女血内胰岛素水平增高,会产生一系列代谢紊乱,这些都与心血管疾病有关。此外,绝经后妇女血液中纤维蛋白原、凝血因子Ⅶ增高,增加了血液黏度,使血流减慢,促进动脉粥样硬化、冠心病的发病率增高。

冠心病还有许多高危因素,吸烟、酗酒、高血压、肥胖等均会引起血管壁的炎症、损伤。在这基础上再加上低密度脂蛋白、血小板等物沉积,造成血管狭窄、堵塞,使心脏供血不足,最后导致冠心病发生。

冠心病为何常在夜间发作

对冠心病发作的规律,医学家们按照时间生物学的研究方法,发现冠心病从傍晚 18:00 时开始升高,晚 21:00 ~ 23:00 时是最容易发作的时间。诱发因素是:

① 晚餐过于丰盛:通常白天工作、学习,晚餐是全家工作学习之余的团聚时刻,一般较为丰盛,且晚餐后活动减少,往往餐后不久即入睡。在饱餐后腹部内容物增多,胃肠膨胀,横膈上抬,会使呼吸困难,血液中氧气含量减少,同时为了消化过多的食物,较多的血液集中到消化系统,使冠状动脉供血减少,加剧了心脏的缺氧状态,容易发生心绞痛和心肌梗死。

② 情绪激动:晚上因看电视或其他原因引起情绪过分激动,使交感神经兴奋,血液中的儿茶酚胺物质增加,引起血压升高,冠状动脉痉挛,致使心肌缺血,诱发心绞痛和心肌梗死。

③ 血压下降:入睡后血压比白天约降低 20%,部分病人又服用降压药,使血压进一步降低,导致血流减慢,心肌供血不足,易诱发心绞痛和心肌梗死。

④ 夜间寒冷：特别是冬季，寒冷使交感神经兴奋，冠状动脉痉挛，诱发冠心病的发作。

骨是怎样构成的

用肉眼大体上观察，组成人体的骨组织有两种结构：皮质骨（密质骨）和松质骨（小梁骨）。皮质骨占人体骨骼的80％，是人体四肢长骨的主要组成部分，皮质骨的结构致密，位于骨的外层；松质骨位于骨的深部，是由骨小梁构成的立体网格，其网眼也就是骨髓腔，里面充满骨髓。松质骨占人体骨骼的20％，分布于长骨的骨干骺端与椎骨，椎体含密质骨很薄，以小梁骨为主。

骨骼由钙离子和磷的结晶沉着于由胶原组成的骨基质中而形成，骨中还含有碳、镁、氟等不同数量的离子，这些骨矿物质对维持骨强度起到一定的作用，骨矿物质含量是影响骨量的重要因素。松质骨的表面积很大，是皮质骨的6倍，因而它的代谢活动远较皮质骨高。当年龄增长、激素水平改变时，富含松质骨（小梁骨）的椎体和股骨上端易发生骨小梁稀少、变薄及断裂等超微结构的改变，成为骨折的好发部位，如稍经颠簸会引起椎骨的压缩性骨折，摔跤可致股骨颈骨折等。

骨代谢是怎样进行调节的

骨代谢是一个复杂的生理生化过程。为了保持骨骼的机械功能，需要一定浓度的钙离子，使骨组织中保持一定量的钙沉积以维持骨的坚韧性。骨是怎样执行这一重要任务的呢？

骨代谢是通过骨吸收和骨形成活动,也就是骨重建过程来实现的。为了保证骨吸收和骨形成这两个密切联系的骨重建过程能协调平衡地进行,身体中有一系列的机制来调节和控制骨代谢。骨代谢调节一般分为全身调节和局部调节:

① 全身调节:对骨代谢进行全身调节的因素有3种激素:a.甲状旁腺素。它是甲状旁腺分泌的一种激素,作用于骨,刺激破骨细胞的溶骨作用,并作用于小肠和肾,增加肠钙吸收和肾脏对钙离子的重吸收,使血钙浓度增高。当血钙浓度降低时,甲状旁腺素的分泌增加,使血钙浓度恢复到恒定水平。b.维生素D。由皮肤合成的7－脱氧胆固醇经日光照射生成的维生素D,是人体维生素D的主要来源,食物中麦角固醇转变的维生素D也是来源之一。由皮肤和食物中吸收的维生素D是无生物活性的,需经肝脏和肾脏的转化形成活性维生素D[1,25(OH)2D$_3$]才具有生物活性作用,它能促进小肠和肾脏对钙的吸收,促进成骨细胞骨形成活性和骨基质的矿化作用,同时又能促进骨吸收,因而维生素D对骨代谢的调节作用与甲状旁腺素一样重要,缺乏其中之一即可使钙浓度降低。c.降钙素。由甲状腺C细胞合成和分泌,能抑制破骨细胞的溶骨活性,骨组织中钙离子释放减少,使血钙下降,降钙素的作用与甲状旁腺激素相拮抗。

除了上述3种调节骨代谢的激素外,雌激素也是调节骨代谢的重要因素之一。雌激素是骨转换的抑制剂,还能增加降钙素分泌和活性维生素D的生成,促进骨形成。

② 局部调节:在相应信号刺激下,骨细胞通过自分泌和旁分泌机制在骨组织局部产生某些细胞因子对骨代谢进行局部调节。促进骨形成的细胞因子有白介素－4、胰岛素

样因子、骨钙素等；促进骨吸收的细胞因子有白介素 –1、白介素 –6、破骨细胞激活因子等。

何谓骨质疏松症

骨质疏松症是一种悄然而至、没有早期症状的疾病，是以骨组织显微结构受损、骨矿物质成分和骨基质等比例不断减少、骨质变薄、骨小梁数量减少、骨脆性增加和骨折危险度升高的全身骨代谢障碍的疾病，属慢性骨病。由于骨质疏松症初期症状（如腰腿痛、骨痛）并不严重，早期无任何症状或症状不明显，不易被人们所注意，可潜伏几十年，直至老年发生骨折才显现出来。

骨是由钙盐沉积在骨基质而形成的，有一定的强度和弹性。由于某种原因，如年龄的增长、绝经或代谢性疾病使骨质丢失，单位体积内骨质含量降低，骨结构变得稀疏，骨脆性增加，以致骨折的发生率增加，这种疾病称为骨质疏松症。

骨质疏松症是老年人，尤其是老年妇女的常见病和多发病，已被广泛看作是公众的主要健康问题。骨质疏松症引发的骨折不仅严重地危害人民的健康，使生活质量下降，而且给家庭和社会带来沉重的经济负担。如何预防老年人的骨折，已成为当今社会需要共同面对的重要课题。

中老年人为什么会
发生骨质疏松症

随着年龄的增长，中老年人骨重建处于负平衡，其机制是一方面破骨细胞的吸收增加；另一方面是成骨细胞功能的衰减导致骨量减少。这是骨质疏松的细胞学基础。引起中老年人骨质丢失的因素十分复杂,近年来研究认为与下列因素密切相关。

① 中老年人性激素分泌减少是导致骨质疏松的重要原因之一:绝经后雌激素水平下降,使骨吸收增加已是公认的事实。同时雄激素也是调节骨代谢重要激素之一。雄激素具有促进蛋白合成作用,对骨基质的合成有促进作用。

② 随年龄的增长,钙调节激素的分泌失调使骨代谢紊乱:人体有 3 种钙调节激素:降钙素、甲状旁腺激素与活性维生素 D。降钙素是由甲状腺 C 细胞所分泌,可降低骨转换,抑制骨吸收,促进骨形成。甲状旁腺激素使骨代谢活跃,促进骨吸收。活性维生素 D 促进钙的吸收利用。老年人肾功能显著下降,肌酐清除率降低,导致血磷升高,继发性使甲状旁腺激素上升,骨吸收增加,骨钙下降。老年人肾内 1α 羟化酶活性下降,使活性维生素 D 合成减少,肠钙吸收下降,又反馈甲状旁腺激素分泌上升。老年人甲状腺 C 细胞功能衰退,降钙素分泌减少,骨形成下降。

③ 老年人由于牙齿脱落与消化功能降低,使蛋白质、钙、磷、维生素与微量元素摄入不足。

④ 随着年龄的增长,户外运动减少也是老年人易患骨质疏松症的重要原因:长期坚持有规律的负重行走或跑步、爬楼梯,可以增加椎体的骨密度。无论老少,只要长期坚持体育锻炼与体力劳动,均可减少由于增龄而导致的骨量丢失。

⑤ 近年来分子生物学的研究表明,骨质疏松症与维生素 D 受体基因变异有密切关系。对高危人群及早采取防治措施,对预防原发性骨质疏松症具有重要意义。

发生骨质疏松症有哪些类型

骨质疏松症是人类的一种常见疾病，其特点是骨结构的改变，表现为骨质减少，骨小梁的丧失比骨皮质丧失更为明显，而且发生更早。引起骨质疏松症的原因比较复杂，一般认为有原发性和继发性两种。

① 原发性骨质疏松症：随着年龄的增长，在人体其他器官系统功能衰退改变的同时，骨组织也发生生理性退行性改变，每个人几乎不可避免地都有不同程度的骨矿物质丢失。突出表现在骨质中的钙逐渐流失，使骨量减少，骨小梁的结构变薄、断裂等，这种自然衰老在骨骼方面的表现称为原发性骨质疏松症，包括绝经后骨质疏松症（大多发生在绝经后5～10年内，与绝经有关）和老年性骨质疏松症（发生在70岁以上，与增龄有关）。另有一种骨质疏松症无明确的原因，发生在青年或成年期，与遗传有一定的关系，称为特发性骨质疏松症。

② 继发性骨质疏松症。由于病理性损害引起的骨质疏松症称为继发性骨质疏松症，如代谢性疾病（胃切除、肠改道、钙吸收不良综合征等）、内分泌疾病（高泌乳素血症、甲状腺功能亢进、肾上腺皮质激素分泌过多、糖尿病等）、结缔组织疾病和某些药物（服用过量甲状腺素、长期应用糖皮质激素等）影响骨代谢而造成的骨质疏松症。

原发性骨质疏松症中绝经后骨质疏松症和老年性骨质疏松症的发病率很高，是老年人最常见的慢性疾病之一，严重危害人类的健康，必须给予高度重视，提高预防措施。

骨质疏松症与骨质增生有何区别

骨质疏松症绝大多数好发于45岁以上的女性和65岁以上的男性。这个年龄段的人也好发骨质增生,所以两者往往同时存在,也都可以引起疼痛。但骨质疏松症与骨质增生症是两种疾病,其区别如下:

骨质疏松症是骨量的减少,骨骼中有机质与无机质(钙、磷等)等比例减少,使骨的脆性增加,容易发生骨折,其发生与激素代谢、饮食、运动、免疫、遗传等因素有关。其临床表现为:a.腰背疼痛,疼痛特点是沿脊柱两侧钝性疼痛。b.身高缩短,出现"驼背"畸形。c.容易发生骨质疏松性骨折,如胸腰椎压缩性骨折、股骨颈骨折、桡骨远端骨折等。骨质疏松症引起的疼痛往往在活动时或负重时加重,卧床休息后减轻。

骨质增生症是由于人体的骨与关节特别是负重大、活动多的膝和脊柱等部位,经过长年累月的磨损,关节软骨失去了正常的光滑性变得粗糙。同时关节周围的关节囊、韧带、肌腱也因劳损而出血。机体对这种慢性磨损要进行修复,其修复的方式就是增生,即骨刺。其发生与年龄、体质、工作性质、遗传等因素有关。临床表现为病变关节疼痛,疼痛特点是在休息后开始活动时疼痛加重,稍活动后疼痛减轻,关节周围有压痛,可出现关节功能障碍。

骨质疏松症关节疼痛有哪些特点

骨质疏松症骨折之前是数十年的骨量与结构的逐渐丢

失。当人体骨量低于正常的12％即可发生腰背疼痛,腰背疼痛是骨质疏松症病人的最常见症状,与其他情况,如转移性肿瘤、多发性骨髓瘤等疾病引起的背痛相比,骨质疏松症的腰背疼痛有其特点:a. 初期从安静状态开始活动时出现腰背痛,此后逐渐发展为持续性疼痛。b. 在久坐、久立等长时间保持一定姿势时疼痛加剧。c. 在用手向上提物、绊倒、用力开窗等日常活动情况下腰背疼痛加剧。d. 胸、腰椎出现压缩性骨折时腰背部疼痛加剧。这种疼痛通常是刺痛、阵发性的,从骨折区皮肤向前放射性的疼痛。骨折引起的压痛与叩击痛,其部位局限在所在椎体棘突,若无脊髓神经损伤,一般腰背肌与臀部肌肉群没有症状,有别于闪腰及腰肌劳损引起的疼痛。急性骨折的疼痛持续1至数周,可通过休息或服止痛药逐渐缓解。e. 下楼时膝关节不能弯曲及明显钝痛,常为早期症状。f. 用降钙素、双磷酸盐等制剂治疗对骨质疏松引起的腰背疼痛有效,有别于椎间盘突出、多发性骨髓瘤等变性疾患。另外,在骨质疏松症中偶见四肢放射痛和麻木感,可能是压迫神经根或脊髓而致。

　　反复腰背疼痛有时与其他胸腰椎变性疾患引起的背痛难以区别。如腰背疼痛持续较久,呈进行性加重,需注意与转移性骨肿瘤或结核性骨质破坏相鉴别,应做进一步检查,以免延误病情。

患骨质疏松症
哪些部位易发生骨折

　　骨质疏松症骨折发生的特点是:a. 由于骨骼变得很脆,可因轻微的动作,如咳嗽、打喷嚏、持物、下楼梯、开窗等日常生活中发生骨折,没有明显的较大外力作用。b. 骨折发生部位较为固定,骨折好发于胸腰椎椎体、桡骨远端与股骨颈。

① 脊椎压缩性骨折:大多在 45 岁以后发生,绝经妇女多见,是妇女绝经后最常见的骨折,未进行治疗者平均变矮 6.35 厘米。这也是老年人身材变矮的原因。脊椎压缩性骨折病人可无症状,也可出现急剧的腰背部疼痛,躯干活动受限,不能坐立,不能翻身侧弯,局部叩击痛明显。

② 桡骨远端骨折:又称科利斯(Colles)骨折,发病年龄大多从 45 岁开始,50～65 岁之间发病率剧增。这种骨折受绝经影响更为明显,更年期妇女发生率增加 10 倍,女性多于男性。骨折后出现腕关节上方的明显肿胀、疼痛,桡骨远端明显压痛,腕关节活动部分受限或完全丧失。

③ 股骨颈骨折:是骨质疏松症中症状最重、治疗最棘手,对病人的生命威胁较大。大多发生在 60 岁以上的女性,发生率随年龄增长而升高,这类骨折有的难以愈合,骨折后长期卧床不起。骨折后由于运动能力受限或功能障碍,造成机体钙和维生素 D 代谢障碍,引起骨量进一步减少,同时还容易并发肺炎、褥疮、泌尿系感染等全身并发症。

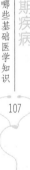

为什么椎骨最易发生骨折

人类大部分骨为皮质骨,它形成骨骼的致密外壳。松质骨是致密程度明显较少的网状结构,只占骨骼的 20%。松质骨见于椎体、扁平骨与长骨远端。

椎骨的松质骨所占比例最大,周围皮质骨较薄,表面积比其他部位大,所以其骨重建率最高,是受骨代谢吸收因素较早的部位。绝经后由于缺乏雌激素对骨组织的保护作用,骨转换增加,骨重建率高的部位易发生骨丢失,容易发生骨质疏松症发生骨折。松质骨的骨丢失约在35岁开始，皮质骨从40岁开始。绝经后卵巢功能丧失，有短暂的松质骨加速丢失，椎骨所占松质骨比例最大，骨丢失率明显增加，椎体骨小梁稀疏，横行小梁明显减少或消失，受身体重力影响发生压缩变形，逐渐发展发生椎体压缩性骨折。

椎骨骨折的发生率在绝经前后开始增加，持续终生。椎骨骨折也许是无痛性的，或急性伴严重背痛。骨折可能发生在单个椎骨，更常见于多个椎骨，主要发生在胸腰椎移行姓，第12胸椎最多见，其次是第1腰椎和第11胸椎及以上椎体临近脊椎。

绝经后妇女为何易发生骨折

在日常生活中经常可发现更年期尤其是绝经后的妇女，在一些轻微的外伤情况下发生了骨折，少数还多次发生骨折。原因何在？

发生骨折的主要原因是骨质疏松。人体骨质的含量不是一成不变的，一般来说，30岁左右骨量达峰值，以后每年以0.3%～0.5%的骨丢失，妇女40岁后骨丢失率加快。骨骼之所以有一定的负载能力，是因为它含有大量的钙盐。骨量丢失主要是钙离子的丢失，骨骼变得稀疏，脆性增加，负重能力差，稍有外力冲击就容易骨折，称为骨质疏松症。

更年期妇女约有25%患有骨质疏松症，其中80%出现在绝经后，妇女可以没有什么感觉，或者只感到腰背、四肢疼痛，直至发生骨折才引起人们的重视。更年期尤其是绝经后妇女容易患骨质疏松症，主要与卵巢功能衰退、雌激素水平下降有关。绝经后妇女雌激素水平下降，不能保护骨组织免于被过度吸收,骨质吸收速度快于骨质生成,促使骨量丢失,骨结构变得疏松,骨脆性增强,容易发生骨折。

更年期妇女在绝经前后适当服用小剂量雌激素可以维持一定的骨量,减慢骨丢失的速度,预防骨质疏松症的发生,也就大大减少骨折的可能性。此外,适当补钙与适度的运动均可以增加骨钙含量,但在活动时要避免摔倒、跌跤之类的外伤,以防止骨折的发生。

雌激素缺乏为何易患骨质疏松症

雌激素是保护妇女骨组织、防止骨量丢失的重要内分泌因素,雌激素通过以下途径影响骨代谢。

① 成骨细胞与破骨细胞内具有雌激素受体,雌激素可通过受体影响成骨细胞与破骨细胞的功能。雌激素通过其受体一方面抑制破骨细胞的溶骨作用,减少骨吸收;另一方面刺激成骨细胞骨成的形,使骨丢失减少。雌激素缺乏后,破骨细胞活性增加,骨吸收加快,而成骨细胞没有雌激素作用,骨形成会减少。两者的作用使骨丢失加快,发生骨质疏松。

② 雌激素可促进降钙素分泌,抑制破骨细胞的溶骨活动,骨钙释出减少。雌激素缺乏使降钙素分泌减少,对破骨细胞抑制作用减弱,骨钙丢失加快。

③ 雌激素可降低骨细胞对甲状旁腺素的敏感性,雌激素不足使其对甲状旁腺素的抑制作用减弱,骨骼对甲状旁腺素的敏感性增强,导致骨质疏松的发生。

④ 雌激素增加活性维生素 D 的合成,间接增加肠钙吸收。绝经后雌激素水平降低,钙吸收减少,发生负钙平衡,

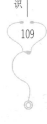

加快了骨质疏松的发生。

⑤ 雌激素可增加胰岛素生长因子的释放,促进骨形成,同时抑制白介素 –6 的释放。绝经后白介素 –6 分泌增多,可激活破骨细胞,使骨吸收亢进。

总之,雌激素缺乏时,骨转换增强,破骨细胞活性增加更为显著,结果导致骨丢失,易发生骨质疏松症。除自然绝经外,任何年龄无论何种原因(包括卵巢切除术或卵巢功能早衰或闭经)导致的雌激素缺乏,骨吸收大于骨形成,引起骨量丢失,均会发生骨质疏松的危险。

哪些人易患骨质疏松症

更年期与绝经后妇女最易患骨质疏松症。骨是代谢活跃的组织,人体骨量水平由儿童开始增加至青壮年时期的峰值建立,到中老年时期的丢失,受到许多因素的影响。一些因素可促进骨质疏松症的发生,引起中老年发生骨折,影响生活质量。其发生除绝经后雌激素减少外,还有以下高危因素:

① 低骨量峰值:青少年时骨形成大于骨吸收。骨骼生长发育时测定所得到的骨矿物质含量数值称青年峰值。骨量随年龄而增长,30 岁左右达高峰。随后出现生理性骨质丢失。骨量峰值较低的个体,在进入骨量丢失期后即易达到骨质疏松的低骨量程度。较低的骨量峰值者容易发生骨质疏松症。

② 性腺功能低下:雌激素是骨骼的保护因子,对防止骨量丢失和延缓骨质疏松起着重要作用。低水平的雌激素对骨代谢平衡的调节作用减少,溶骨作用增强,骨钙迅速丢失,数年之内可引起骨质疏松。性腺功能低下、女性过早绝

经、手术摘除卵巢等长期处于低性激素水平状态的妇女,容易患骨质疏松症。

③ 饮食结构不合理:缺钙易引起骨质疏松。若妇女体内不缺雌激素,但食物中钙摄入少,或者由于胃肠吸收不好,体内缺钙,也容易发生骨质疏松。蛋白质是合成骨质有机成分的主要来源,由于慢性腹泻、胃大部切除等消化道疾病致蛋白质摄入减少,会影响骨基质形成,说明营养缺乏也易发生骨质疏松症。但蛋白质摄入过多,由于甲硫氨基酸产生过多,使尿呈酸性,肾脏钙重吸收降低,尿钙排泄量增加也会导致钙的流失。应合理安排饮食才可预防骨质疏松症的发生。

④ 运动量少:骨的生长发育和骨量峰值均受运动的影响。运动会刺激骨的代谢,增加骨量。不常运动,尤其是长期卧床者,不仅骨的生长发育受到障碍,而且骨量峰值也较低,易发生骨质疏松症。静置状态 4~6 周后骨矿物质开始丢失,4 个月后骨矿物质丢失可高达 15%。

⑤ 遗传因素:骨质疏松症可能有遗传因素,骨量峰值与遗传因素有关,有明显的种族差异。和黑种人相比,白种人骨量较少,容易患骨质疏松症。家族中有易发生非创伤性骨折者,亲人也较易发生骨质疏松。

⑥ 缺乏光照:钙的吸收必须有维生素 D 的存在,光照会使皮肤合成维生素 D,帮助钙的吸收。

糖尿病性骨质疏松
是怎么一回事

糖尿病性骨质疏松是继发性的,不仅与糖、蛋白质、脂肪的代谢有关,且与钙、磷、镁等矿物代谢关系密切。据统计,糖尿病病人约半数以上的病人发生骨质疏松。

在机体持续处于高血糖状态时,钙磷代谢的平衡失调率几乎是百分之百。当大量葡萄糖从尿中排出,渗透性利尿的同时也将大量的钙磷镁排出体外,造成丢失过多。出现的低钙低镁状态又刺激甲状旁腺素分泌增多,使溶骨作用增强,骨吸收增加,导致骨质疏松。

成骨细胞表面有胰岛素的受体,胰岛素对成骨细胞的正常生理功能有调节作用。患糖尿病时胰岛素的绝对或相对缺乏使成骨作用减弱。长期的糖尿病引起肾功能损害时,肾组织中一种羟化酶的活性会明显降低,使体内的维生素 D 不能充分活化。缺少具有生物活性的维生素 D 使肠道内钙的吸收减少。相当多的糖尿病人并发性腺功能减退,性激素的缺乏本身会促进和加重骨质疏松。

此外,糖尿病如合并骨组织的营养血管和分布神经病变时,会加重骨的营养障碍。对那些已患有原发性绝经后骨质疏松和老年性骨质疏松的病人,再患有糖尿病会使病情加重。

糖尿病性骨质疏松的治疗依赖于糖尿病的控制,把血糖尿糖的指标控制到较理想的程度。另外,还应补充维生素 D 及钙剂,应用降钙素制剂抑制破骨细胞活性,减少骨痛有较好疗效;或口服二磷酸盐类药物抑制骨吸收,阻止骨质的进一步丢失。还可应用氟化物类的药物刺激成骨细胞活性,促进骨形成。

更年期妇女为何易患骨质疏松症

骨质疏松症的病因比较复杂,更年期妇女易患骨质疏松症的主要原因是：a. 雌激素不足：骨代谢是极其复杂的过程，骨的形状（钙沉积在骨骼中）与吸收（骨组织中的钙释放入血液中）是在复杂的调节下不断进行的。绝经后的妇女由于雌激素不足，骨吸收增加，骨形成不足，每年丢失2%~3%的皮质骨，使骨质疏松的发病率增加。b. 营养因素：钙是人体内不可缺少的因素。更年期妇女由于膳食中钙量普遍低于标准量，且胃肠道消化吸收功能不良及户外活动少，接受阳光少，维生素 D 缺乏，影响钙的吸收，且排泄钙量增多，使骨量丢失日趋严重。c. 运动因素：骨量大小与机械负荷相关，负荷越大，骨量相应越增加。绝经后妇女，大多已退休，活动量减少，致使成骨细胞活性降低，破骨细胞活性增强，骨吸收增多，对骨量的丢失可能有一定的关系。

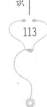

为什么女性比男性更易患骨质疏松症

　　更年期骨质疏松是很常见的病变，更年期血清中性激素水平下降，骨吸收增加，骨形成相对减弱，使骨质疏松的发病率增加。女性多见于绝经后，发病早，且发病率高。据统计，女性发病率约占骨质疏松发病总数的90%，为何女性发病率这么高呢？

　　人的骨骼和其他组织一样处于不断地代谢更新状态中，不同性别对骨代谢的影响有很大不同，男性骨量较女性明显高，男性的骨密度峰值高于女性10%~20%，男性和女性在40岁前骨量缓慢下降，平均每年骨丢失率为全身骨量的0.3%~0.5%。但40岁以后妇女的骨量下降速度明显加快，而且主要是绝经后雌激素水平下降明显的妇女，每年平均丢失的骨量为 2%~3%，松质骨更明显，一生中约丢失 50% 的松质骨和 35% 的密质骨，而男性一生丢失的骨量仅为女性的 3/4，因而女性的骨质疏松症发生率高、程度重，是影响妇女健康的主要疾病之一。

更年期虽然性腺功能均有衰退，但男女有明显的差异，男性雄激素水平较稳定，睾丸功能衰退缓慢，60 岁后仍可保持较高水平的雄性激素，足以保护骨代谢平衡，因而骨量丢失缓慢；女性卵巢功能经常发生月经周期性改变，雌激素水平很不稳定，卵巢功能衰退较早，50 岁左右进入绝经期，雌激素水平急剧下降。雌激素不足对骨转换的抑制能力减弱，骨转换率增高。同时成骨细胞骨形成功能相对减弱，骨量丢失加大。此外，女性降钙素水平明显低于男性，绝经后降钙素分泌的储备能力降低，对女性的骨量丢失也有重要影响。男性发生更年期年龄较晚，骨量丢失始终以一定速度缓慢进行，骨质的总丢失量比女性相对较小，因而骨质疏松症的发生率也较女性为低。

什么是乳腺增生病

乳腺增生病是最常见的一类乳腺疾病，约占全部乳腺疾病的 75%。该病是以乳房胀痛或乳房肿块为主要症状，症状会随月经周期的变化而表现相应的加重或减轻。乳腺增生病既不是炎症，也不是肿瘤，是以乳腺腺泡、导管的上皮细胞及结缔组织增生为基础病理变化的一类疾病的总称。发病机制一般认为是由于孕激素不足，雌激素相对或绝对过多导致内分泌功能紊乱，引起乳腺间质和腺体出现不同程度的增生和复旧不全，使乳腺组织结构在形态上和数量上出现异常改变，形成可以触及的边界不清、没有包膜的肿块。该病可发生在青春期到绝经期的任何年龄,以30～45岁妇女最常见,绝经后逐渐减少。

〜 何谓乳腺小叶增生 〜

乳腺小叶增生只是乳腺增生病中的一个类型,它是乳腺病的早期阶段,病情较乳痛症有进一步的发展。以乳房周期性疼痛和肿块为该病的临床特征,病理改变主要表现为乳腺小叶增生,小叶内腺管数目增多,小叶体积增大,但小叶间质变化不明显。

〜 什么是乳腺囊性增生病 〜

乳腺囊性增生病也是乳腺增生病的一个类型,属乳腺组织的病理性增生。病理变化除有小叶增生外,主要以多数中小乳管扩张并形成囊肿为特点。该病在欧美妇女中比较多见,我国囊性增生病比欧美国家少,仅占全部乳腺增生病的18%,而且肉眼可见的大囊肿少见。少数乳腺囊性增生病病人的导管与囊肿上皮增生可发展为不典型增生乃至癌变,因此有些人认为该病是癌前期病变,但这一看法并未获得一致的公认。该病有2%～4%的癌变率,需积极治疗,及早发现乳癌。

乳腺增生病属良性乳腺疾病,乳痛症和乳腺小叶增生病有些经过数月或数年后可自行缓解或治愈,有的经过怀孕、分娩、哺乳后可自愈。一般腺病癌变率在1%以下,而乳腺囊性增生病恶变率却达3%～4%,需谨慎对待,积极治疗。

乳腺增生病为何会逐年增高

乳腺增生病是妇女的主要常见病,发病率占乳腺疾病之首位。据国内资料统计,30 岁以上妇女患病率有逐年增长的趋势。主要与下列因素有关:

① 饮食结构的变化:随着生活水平的改善,人们的饮食结构发生了改变,饮食中脂肪的摄取量增多,可导致体内性激素的合成增多,雌激素与孕激素比例失调,导致乳腺增生病的发生。

② 不良刺激:由于社会上"性"环境扩大及刺激机会增多(如影视剧中的色情场面等),造成雌激素增多,孕激素相对减少,将引发该病。

③ 服用含激素的药物与化妆品:有些妇女为了美容与形体美,长期使用含有雌激素的面霜、丰乳霜等,这些含雌激素的霜剂经皮肤吸收后也会使体内雌激素水平增高;有些绝经期的妇女,为了延缓衰老,经常服用含雌激素的药物,这些物质均可导致激素水平失调引发该病。

④ 精神过度紧张:随着社会商品经济的发展,人们生活节奏加快,竞争激烈,精神压力大,也会导致内分泌失调引发该病。

⑤ 其他婚龄、产龄的推迟,未婚、未育的增多,以及哺乳和生育胎次的减少,这些因素均会影响正常的生理功能,造成内分泌紊乱发生该病。

哪些人容易患乳腺增生病

乳腺增生病是妇女的常见疾病。据研究,该病发病有下列规律。

① 中年是该病的发病高峰期：乳腺增生病可发生在青春期至绝经期的任何年龄，以35～45岁的中年妇女发病率最高。

② 不哺乳或哺乳时间短者发病率高：统计资料表明，哺乳时间越长，乳腺增生病的发病率越低。

③ 生育胎次与乳腺增生病有关：生育3胎以下的妇女，发病率明显高于生育3胎以上的妇女。

④ 流产次数越多该病的发病率越高：乳腺增生病的发病率随流产次数的增加而显著上升，特别是流产3次以上的妇女，患该病的危险性更大。

⑤ 原有妇科疾病者易患：通过临床观察，患有月经不调、子宫肌瘤、卵巢囊肿等疾病的妇女多数伴有乳腺增生病，而且许多乳腺增生病病人有性欲淡漠、性功能低下或性生活不和谐，说明生殖系统疾病对该病发生有一定影响。

⑥ 精神刺激能促进该病的发生：精神刺激（过度的喜、怒、哀、思、恐、惊等）可导致内分泌紊乱而引发该病，并且该病可随情绪的变化而加重或减轻。

⑦ 脑力劳动者发病率高于体力劳动者：在普查中发现，知识分子中的发病率较体力劳动者为高。

⑧ 城市妇女较农村妇女发病率高：许多资料证实，乳腺增生病在城市中发病率较高，农村中相对偏低。一般的规律是城市、近郊、远郊发病率依次递减，可能与城市妇女生活条件好、饮食中脂肪含量偏高、生活节奏紧张以及城市环境污染等因素有关。

患了乳腺增生病会
发生癌变吗

许多妇女在患了乳腺增生病以后，整日忧心忡忡，担心该病会转变为乳腺癌。总的来说，乳腺增生病与乳腺癌之间既不能说毫无关系，也不能说都有癌变的可能。

目前，乳腺增生与乳腺癌的确切关系还没确切阐明，但大多数学者同意乳腺增生病是乳腺癌的多种危险因素之一。一般认为，单纯性乳腺上皮增生（乳痛症）和腺病早期（乳腺小叶增生）不会发生癌变，但腺病中、晚期（纤维腺病和纤维硬变病）有癌变的报道。癌变最多发生在乳腺囊性增生病。多数学者认为，有囊性增生病的妇女发生乳腺癌的危险性是一般妇女的 2～4 倍。对乳腺囊性增生病经过 10 年的随访，乳腺癌的累积发生率为 17%～49%。研究表明，乳腺增生病病人患癌的危险性与下列因素有关：a. 囊性增生病发病的年龄越早，患癌的概率越高。b. 与组织学类型有关。有学者认为，导管上皮乳头状增生，筛状、实性增生，癌的发生率较高；伴重度不典型增生者，癌的发生率高。

因此，对已确诊为乳腺囊性增生病的病人，年龄在 40 岁以上，有肿瘤家族史者，应慎重对待，积极治疗，定期复诊，必要时可做病理活检或手术切除肿块，以排除或发现癌前病变与早期癌。

患乳腺癌有哪些高危因素

乳房癌的发病原因较复杂，至今仍处在探索阶段。研究发现，具有以下因素的妇女易患乳腺癌：

① 遗传因素：乳腺癌在家族中的多发性已被统计学所证实，患乳腺癌妇女的姐妹发生乳腺癌的概率比一般人高。乳腺癌和许多肿瘤一样，确与遗传因素有关，但在大多数情况下，肿瘤不是直接遗传的，所能遗传的仅仅是易患肿瘤的倾向性。

② 内分泌因素：乳腺癌的发生与人体的内分泌（最重要的是雌激素和孕激素）平衡失调有关。催乳素、雄激素、甲状腺素、肾上腺皮质激素失调与乳腺癌的发生也有一定的关系。

③ 月经因素：月经初潮早，乳腺癌发生危险性高；绝经年龄晚，乳腺癌发生危险性也较高，55岁以上自然绝经者乳腺癌的发病率是45岁以前自然绝经者的2倍。

④ 生育哺乳因素：有学者调查发现，妇女生育胎次少或未生育者，患乳腺癌的相对危险性略有增加。中断哺乳或不能正常哺乳（如婴儿不能吸吮、天然乳头内陷、乳腺炎等），都会增加乳腺癌发病的危险性。

⑤ 膳食因素：高脂肪、高动物蛋白质、低纤维素膳食是引起乳腺癌的重要因素。营养对女性身高、体重和初潮年龄的影响起着重要作用，膳食可通过影响激素的分泌和代谢影响乳腺癌的发病。

⑥ 乳腺良性疾病因素：乳腺癌的发生与乳腺增生有较密切的关系。乳腺囊性增生通常被称为癌前病变，具有明显的癌变倾向。

乳腺癌早期发现、早期诊断、早期治疗，治愈的概率较大，因而早期发现是关键。

更年期妇女为何易患糖尿病

妇女到了更年期,由于卵巢功能减退,雌激素分泌减少,其他内分泌功能也会发生明显变化,肾上腺糖皮质激素水平暂时性升高,脂肪代谢发生紊乱,糖的代谢也会发生紊乱,出现胰岛素相对不足,血糖升高与糖尿的出现。同时由于更年期妇女多食少动等因素,也可诱发糖尿病。如果更年期妇女合并有甲状腺肿大、功能亢进,更易激发糖代谢紊乱,也容易发生糖尿病。

更年期哪些内分泌易发生变化

人至更年期后,甲状腺、肾上腺、胸腺以及胰岛等内分泌功能也都会不同程度地改变,甲状腺与胸腺均有一定程度的萎缩及纤维化。机体免疫功能下降,游离体明显减少,因此更年期易出现甲状腺功能减退症。进入更年期后,胰岛功能下降,胰岛素分泌减少,易发生糖尿病。

肾上腺也是人体重要的内分泌腺体,分皮质和髓质,主要分泌调节蛋白质和糖代谢有关的激素与性激素。一般认为,人体的内分泌随着年龄的增长功能逐渐下降,合成的激素也趋向减退。但一般说来,与维持生命有关的促肾上腺皮质激素、肾上腺皮质激素的变化不大。中年人血中生长激素的基础水平与年轻人相比虽无明显改变,但年轻人在深睡时正常出现的生长激素释放峰至中年以后却不再出现,而且生长激素对胰岛素引起的低血糖反应减弱。以上证据足以说明,随着增龄,生长激素的释放和活力也在逐步下降。

何谓糖尿病并发症

糖尿病是慢性疾病，引起代谢紊乱，造成各种急慢性并发症。

① 急性严重代谢紊乱：严重的情况有酮症酸中毒和高血糖高渗状态。

② 感染性并发症：糖尿病病人常发生疖、痈等皮肤化脓性感染，可反复发生，有时可引起败血症或脓毒血症。皮肤真菌感染如足癣、体癣也常见。真菌性阴道炎和巴氏腺炎是女性病人常见并发症，多为白念珠菌感染所致。糖尿病合并肺结核的发生率较非糖尿病者高，病灶多呈渗出干酪性，易扩展播散，形成空洞。肾盂肾炎和膀胱炎多见于女性病人，反复发作可转为慢性。

③ 慢性并发症：可遍及全身各重要器官，发病机制极其复杂，尚未完全阐明，认为与遗传易感性、胰岛素抵抗、高血糖、氧化应激等多方面因素的相互影响有关。大多数糖尿病病人死于心、脑血管动脉粥样硬化或糖尿病肾病。与非糖尿病人群相比，糖尿病人群所有原因的死亡增加 $1.5\sim2.7$ 倍，心血管病的死亡增加 $1.5\sim4.5$ 倍，失明高 10 倍，下肢坏疽及截肢高 20 倍。此外，糖尿病肾病是致死性肾病的第一或第二位原因。

更年期妇女为啥会"发福"

人到了更年期后体重往往增加，体态也渐肥胖，大腹便便，失去了往日的风采，俗称她（他）"发福"了。这种情况是不是福气好的表现呢？其实并不尽然。肥胖并不是健康的标志，而是衰老的先声。更年期肥胖原因有以下几种：a. 内分泌失调：进人更年期时，性腺功能减退，性激素分泌减少，而肾上腺皮质功能代偿性亢进，糖皮质激素分泌增多，促进脂肪吸收和储存，且脂肪易堆积在肩背部、腹部和臀部，使人发胖。b. 新陈代谢障碍：进人更年期以后，机体各器官趋于衰退，细胞代谢缓慢，消耗能量减少。同时，随着年龄的增长，体力下降，活动量相对减少，若不注意饮食控制，就会出现摄入量大于消耗量，合成代谢大于分解代谢，使过多的能量以脂肪形式储存起来，从而使人"发福"。c. 饮食不节，营养过剩：人进入更年期本身由于内分泌失调易发生脂肪堆积。如不注意节制饮食，摄入过多，特别是食用高脂肪高糖类食物，极易引起肥胖。d. 运动因素：随着年龄的增长，体力下降，运动量明显减少，特别是从事脑力劳动者，若不进行体育锻炼，到了更年期极易发生肥胖。e. 遗传因素：如果父母是肥胖体质，随着更年期到来，由于内分泌失调与新陈代谢障碍，容易发生肥胖。f. 其他原因：某些人由于甲状腺功能减退症、皮质醇增多症（库欣综合征）等引起肥胖，这是继发性肥胖。肥胖是冠心病、高血压、糖尿病的高危因素。肥胖是身体内的脂肪含量过多，使体重大大超过正常标准。

肥胖会带来哪些不良后果

肥胖是心血管疾病的"兄弟"，会明显增加心脏和血管的负担。心脏本身的脂肪沉积，使心脏脂肪变性，直接影响心脏的功能，同时胸腔脂肪的沉积可使心脏与大血管转位，加重左心负担。过多的脂肪沉积于腹部使膈肌提高，也影响心脏的功能。胸廓周围与纵隔内脂肪的堆积致胸腔狭小。脂肪沉积在肺内形成肺组织的脂肪变形,也会严重影响呼吸功能。脂肪沉积在肝、肾,会严重地妨碍肝、肾功能。

肥胖病人由于脂肪代谢紊乱,血液中胆固醇与三酰甘油含量增高,常诱发高血压、心血管病、动脉硬化、糖尿病、结石等疾病,病死率也会增高,所以更年期肥胖应引起重视。

糖尿病是肥胖的"姐妹"。本来随着年龄的增长,糖尿病的患病率也随之上升,如果再加上肥胖或超重,更会增加患病率。有些学者认为,肥胖患糖尿病的概率是体重正常者的 2 倍。糖尿病还可引起肾血管、眼底血管、末梢神经等一系列病变。

肥胖不仅容易并发内外科疾病,还常常掩盖一些疾病,给早期发现和诊断带来困难。如深藏在腹腔或盆腔里的肿瘤,当体积较小时,一般不肥胖者通过腹部扪诊也很难发现,腹壁肥厚的肥胖者更难发现了。有时肿瘤就隐藏在"发福"之中,这种例子在临床上屡见不鲜。

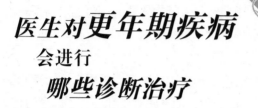

医生对**更年期疾病**
会进行
哪些诊断治疗

姓名 Name _____ 性别 Sex _____ 年龄 Age _____

住址 Address _____

电话 Tel _____

住院号 Hospitalization Number _____

X 线号 X-ray Number _____

CT 或 MRI 号 CT or MRI Number _____

药物过敏史 History of Drug Allergy _____

医生对更年期疾病
会进行哪些治疗

更年期妇女 90％有程度轻重不等的更年期综合征的表现,但并不是所有更年期妇女都会发生更年期综合征。有些妇女在不知不觉中平静地度过了更年期,不需任何治疗;有些妇女只需一般的治疗就能使症状消失;需要特殊治疗的只是少数。应根据病人的具体情况制订治疗方案。由于更年期综合征是生理、心理、社会环境共同作用的结果,因此治疗措施也是综合性的。

① 宣传教育:应积极主动地进行有关更年期保健知识的教育,使人们认识到更年期是妇女必须经过的自然过程。机体经过一段时间自行调整后,症状大都会自然消失。要以冷静的态度、轻松愉快的心情,迎接更年期所面临的各种生理、心理变化及一些生活事件。家属和社会应给予关心、理解和安慰,帮助她们顺利地度过这一非常时期。

② 一般治疗:虽然雌激素治疗更年期综合征有确切的疗效,但由于部分病人对其有禁忌证或顾虑雌激素具有潜在危险性,不宜使用或不愿使用。一般药物也能控制更年期综合征某些症状,如果精神神经症状明显,如头痛、失眠等可予以镇静安眠药,如地西泮(安定)2.5～5 毫克,每日 2～3 次;为调节自主神经功能紊乱,可服用谷维素,每次 20 毫克,每日 3 次。

③ 激素药物治疗:更年期综合征的主要原因之一是卵巢功能衰退、雌激素水平降低。对于症状较明显的妇女,性激素替代治疗给更年期妇女带来很多益处,可解除更年期妇女出现的诸多不适。但性激素替代治疗应在医

生指导下使用,剂量和持续时间因人而异,并需定期进行随访。

性激素替代治疗有哪些疗效

应用性激素替代治疗可改善中、老年妇女生活质量,预防冠心病、骨质疏松、早老痴呆发生,利大于弊。在更年期卵巢分泌的性激素降低,引起全身各器官系统功能发生改变,出现一系列症状。采用补充性激素的办法,可使症状减轻或消失,预防疾病发生与发展。多年的临床实践与研究表明,它对绝经妇女的主要益处是:a. 调节更年期月经失调。b. 缓解或根除更年期综合征症状,如血管运动功能不稳定(潮热、出汗等),效果明显。c. 减轻泌尿生殖道萎缩,避免阴道干燥、瘙痒与性生活困难;减轻乳房下垂的程度,改善更年期妇女的生活质量。d. 能减轻头昏、心悸等症状;由于雌激素能使大脑功能平衡,因此焦虑、抑郁、多疑、易激动等症状也会大有好转。e. 雌激素对皮肤保健有良好的保护作用,能改善皮肤血循环,使皮肤润泽、光亮,富有弹性,减少皱纹;皮脂腺、毛发的退行性改变也会随之减轻。f. 减少绝经后骨量的迅速丢失,延缓骨质疏松的发生,防止进一步骨量丢失,稳定骨密度。口服4~5年,可减少因骨质疏松引起骨折达50%。以个体化处理、最小剂量达到最大效果的原则,近年来又提出联合应用的原则。

根据不同个体卵巢功能衰退的情况,性激素(包括雌、孕、雄激素)缺乏的具体状况及由此引起的不同临床表现,有针对性地进行生理性补充,以期达到缓解症状、延缓退行性疾病的发生,提高生活质量。

绝经后主要激素改变是血雌二醇低下，由此引起一系列临床病症与退行性改变，应以补充天然雌激素为中心，要求血雌二醇水平达到育龄妇女早卵泡期水平。为保护子宫内膜，预防子宫内膜癌的发生，有完整子宫的妇女应加用足量孕激素，以对抗子宫内膜过度增生；也可与雌激素连续联合应用，即同时服用雌、孕激素。药物的应用与方法应由医生制订。手术绝经的妇女因缺乏卵巢雄激素分泌，可酌情补充少量雄激素。

由于激素替代疗法需要根据各人的情况因人而异用药，有一定的禁忌证和不良反应，必须在专科医生指导下应用，定期去医院随诊、调整药物的剂量。

哪些妇女不宜使用 性激素替代治疗

运用性激素替代治疗，对于更年期妇女的身心健康确有非常明显的疗效，同时还能延缓退行性疾病的发生。但更年期妇女有下列情况时，不宜使用性激素替代治疗：a. 目前患有恶性肿瘤。b. 有不规则阴道出血且原因不明者。c. 有血栓性疾病，如脑血栓、脑血管痉挛、血栓性静脉炎等。d. 急性肝脏疾病或慢性肝功能损伤者禁用。当肝功能不良时，雌激素代谢可发生障碍，使体内雌激素蓄积。e. 心力衰竭、心肌梗死、肝肾疾患所致的水钠潴留者禁用。f. 严重糖尿病而未控制者、甲状腺功能亢进者。g. 严重癫痫或偏头痛者。h. 子宫肌瘤 2 厘米以上，子宫内膜异位症病人。i. 患胆囊炎、胆结石病人。j. 曾经患过肿瘤已治愈的妇女，特别是雌激素依赖性肿瘤，如子宫内膜癌、乳腺癌等应慎用。

更年期妇女为何不能擅自用性激素替代治疗

更年期妇女不能自行用性激素替代治疗。应用性激素替代治疗要考虑安全性，需谨防子宫内膜与乳腺疾病，一定要在医生指导下才可使用。性激素替代治疗更年期综合征确有较好的疗效，但在具体实施中还需注意：a. 应用前必须掌握适应证和禁忌证，详细询问病史，不可自行滥用；还要进行全身体格检查，特别是乳房、盆腔与宫颈涂片检查；甚至还有学者主张在治疗前做一次诊断性刮宫，了解子宫内膜有无过度增生及有无子宫内膜癌，作为今后观察的依据。切除子宫者可不必有此顾虑。b. 在治疗中若有异常的子宫出血，应尽早做子宫内膜活检，以排除其他疾病。若无异常，应严密随访。c. 用药后阴道分泌物增多、乳房胀痛、体重增加，乃是雌激素过量的表现，应请医生酌情减量。d. 治疗后最好隔3~6个月定期检查1次，包括妇科、肝肾功能、乳房检查，B超检查子宫内膜厚度、宫颈涂片等，长期用药者必要时需进行诊断性刮宫，这样可早期发现与雌激素治疗有关的疾病。e. 恶心、轻度浮肿是常见的反应，若严重应考虑是否是剂量过大或耐受性差所致，应适当调整剂量。f. 性激素替代治疗，最好以可以减轻和消除症状的最小剂量作为理想的剂量，这个剂量比较安全有效。

性激素替代治疗前应做哪些准备工作

目前，总的观点是女性性激素替代治疗利大于弊，但对某些妇女并非适用，应根据具体情况权衡利弊，决定是否应用性激素替代治疗。在决定前应做好以下准备工作：

① 病史：了解年龄，既往月经情况，绝经过程，更年期发生不适的类型，主要累及哪个系统，其程度与发生时间的长短；有无内科疾病，如高血压、血脂异常、血栓性疾病、胃肠肝胆脏疾病、内分泌疾病（甲状腺与糖尿病等）、哮喘；有无外科疾病，如骨折、静脉曲张等；妇科疾病，如子宫肌瘤、子宫内膜异位症、子宫卵巢切除术等；肿瘤史，如乳腺癌、子宫内膜癌、脑膜瘤等；个人情况，如职业、文化背景、饮食习惯、烟酒嗜好等；家族史，如骨质疏松症、冠心病、乳腺癌等。

② 体格检查：血压、乳腺触诊等；妇科检查，如宫颈刮片、有无妇科疾病、体内雌激素水平的评定等。

③ 辅助检查：a.根据病情与条件选用下列检查：性激素水平测定、阴道细胞学涂片、盆腔超声，了解子宫内膜厚度等。b.了解乳腺状况：应用近红外线、超声或X线片等。c.酌情检查以下项目：骨密度、血脂、血糖、肝肾功能等。

根据上述结果综合判断是否能应用性激素替代治疗。原则上，更年期妇女有严重绝经症状，或骨质疏松症或冠心病高危因素者不宜使用，若无禁忌情况应提倡性激素替代治疗。性激素替代治疗时药物的选择：a.性激素种类的选择：绝经过渡期基本以补充孕激素为主，近绝经时可用周期性序贯合用雌、孕激素方案。绝经后期已进行子宫切除术者可补充单一雌激素，有完整子宫者应用雌激素加孕激素。乏力、性欲低下严重者也可酌情加用雄激素。b.性激素药物的选择：雌激素原则上用天然雌激素，如妊马雌酮（倍美力）、戊酸雌二醇（补佳乐）等，孕激素优先选用天然孕酮与较接近天然孕酮，如醋酸甲羟孕酮（安宫黄体酮），雄激素如甲睾酮等，替勃龙（利维爱）具有上述性激素弱的活性，可酌情选择使用。

给药途径的选择：a. 口服途径：使用简便，明显升高高密度脂蛋白，对心血管系统可产生较好的保护作用，但有肝、胆功能异常者不宜使用。b. 经皮肤：避免进入肝脏代谢，血药浓度可能更稳定，适用于有胃肠、肝胆疾病与需要避免对肝脏代谢有影响的病人，如严重高血压、血三酰甘油异常升高、糖尿病的妇女，但有5%的人可能有皮肤反应，该途径雌激素对心血管系统保护作用不如口服途径明显。c. 经阴道：用量小，局部生效快。主要用于以泌尿生殖道萎缩症状为主的妇女。

给药方案的选择：a. 序贯方案：适用于年龄较轻，更年期、绝经不久及愿意有月经样出血的妇女。b. 连续联合方案：适用于年龄较大、绝经时间较长与不愿有周期性阴道流血的妇女。

药物剂量的选择：原则上应给予最低有效剂量，根据每个人血雌激素（雌二醇）浓度，或用药后反应酌情调整。短期和长期用药的选择：根据不同人的需要与用药目的决定用药时间的长短。在选择用药的同时，也应考虑每个人的经济状况，使用简便，便于记忆等事项。

怎样使用性激素替代治疗最安全

① 应用性激素治疗时以最小有效剂量为原则，以达到治疗目的，又有利于防止不良反应的发生。由于个体差异和绝经年龄参差不齐，用药量要因人而异。在治疗中应仔细观察病人的反应，必要时应随时调整剂量或改换制剂品种。有条件者可用放射免疫法测定体内性激素水平。

② 用药期间如发生子宫出血,必须进一步检查,以明确有无器质性病变,对反复出血者,更应注意。因补充雌激素的主要顾虑是子宫内膜癌,所以凡有子宫的妇女在用雌激素的同时需加用孕激素联合治疗。孕激素的使用每月不应少于 10 天。

③ 用药期间应定期检查:注意详细检查乳房有无肿块,还应定期做盆腔、直肠检查以及子宫颈、阴道涂片,以便早期发现异常,及时治疗。

④ 对需要长期应用雌激素的妇女,选用药物时应尽量选用天然雌激素,避免使用不良反应大的药物,剂量宜小不宜大,以控制症状为度。使用天然雌激素的病人很少会发生血栓性疾病,尤其是患高血压、肥胖、吸烟的病人更应选用天然雌激素。

性激素替代治疗应怎样合用雌孕激素

有子宫的妇女在应用雌激素的同时加用孕激素,对抗雌激素对子宫内膜的增殖作用,抑制子宫内膜增生,预防子宫内膜癌的发生。此外,孕激素对增进骨健康可能有协同作用。合用雌、孕激素可分序贯合用和联合并用两种。序贯用药是模拟生理周期,在用雌激素的基础上,每月加用孕激素 10 ~ 14 天;联合用药是每日合并应用雌、孕激素。这两种方案又派生出周期性和连续性两种方案,周期性即每月停药 4 ~ 7 日,连续性即每日都用,不停顿。

在序贯法和周期联合法中常有周期性出血,称为预期计划性出血,适用于年龄较轻、绝经早期或愿意有周期性出血的妇女;连续联合的方案可避免周期性出血,适用于年龄较大或不愿意有周期性出血的妇女,但在用药早期,可能有难以预料的非计划性出血,通常发生在用药的 6 个月以内。连续联合雌激素和孕激素的治疗比周期性治疗的主要优点是:最终导致闭经。许多妇女认为伴随着周期性治疗的阴道流血是不受欢迎的。序贯合用和联合并用雌、孕激素对骨、子宫内膜和更年期症状的作用相同。究竟运用何种治疗方案,主要根据绝经时间的长短与妇女对阴道出血的可接受性来综合考虑。

性激素替代治疗时应怎样加用孕激素

在雌激素治疗过程中加用孕激素的唯一理由是预防子宫内膜增生,从而诱发子宫内膜癌。为达到孕激素的这一保护作用,并不需要诱导产生完全分泌期的子宫内膜。孕激素剂量增大可能会减弱雌激素对心血管的保护作用,还可能引起一些其他不受欢迎的不良反应,如乳痛、水肿、易怒和抑郁。一般 5～10 毫克的醋酸甲羟孕酮(安宫黄体酮)就能提供足够的内膜保护作用。防止子宫内膜增生最重要的因素是每个周期孕激素治疗的时间,一些学者认为每月 10 天使用孕激素就能提供足够的保护子宫内膜作用,但是 12～14 天的孕激素是最佳的治疗方案。

长期应用雌激素有无致癌作用是普遍关心的问题。单纯用雌激素治疗,子宫内膜癌发生率可增加 2～3 倍。加用孕激素治疗后,可降低子宫内膜癌发生率,且与那些与雌激素治疗无关的子宫内膜癌相比,与雌激素使用有关的子宫内膜癌分化更好,不易发生远处转移,预后也好得多。虽然雌激素替代治疗中加用孕激素可对抗雌激素的子宫内膜增生作用,但不能完全预防子宫内膜癌的发生,接受性激素补充治疗的病人仍应进行定期随访。

性激素替代治疗
为何需加雄激素

　　性激素替代疗法的英文缩写为 HRT,称为性激素补充治疗似更确切。它主要指单纯雌激素治疗,雌、孕激素使用治疗(联合疗法)和雌、孕、雄 3 种激素合用治疗等。

　　女性一生中从未脱离过雄激素的作用。女性体内的雄激素来源主要有两方面,一方面卵巢的卵泡和间质细胞会产生少量雄激素;另一方面来自每个人的肾上腺。雄激素对妇女至少具有 3 方面的作用:即性欲、情绪与骨骼。医生们早就发现 HRT 能改善妇女潮热、夜间出汗的症状,而且对于性生活时因阴道干涩而发生困难的妇女有所帮助。对阴道并不干燥的妇女,HRT 对其性生活似乎没有太大帮助,但在 HRT 中加用雄激素后性欲得到明显的提高。此外,加用雄激素后,对改善妇女的精神、情绪、体力、认知方面也起到了重要的作用。而且雄激素还具有促进骨髓干细胞造血功能,改善骨质疏松症,使大脑具有主动、进取作用;帮助肝脏合成血清蛋白质等;对毛发、皮脂腺也有一定作用。妇女体内的雄激素还会在体内通过芳香化酶的芳香化作用,在皮下脂肪、肝脏和肾脏中源源不断地转化为雌激素。因此,胖一点的妇女、皮下脂肪较多的妇女,这种芳香作用比较强,通过雄激素转化得到的雌激素量也多。

　　鉴于上述情况,有些医生主张并使用一些雄激素,某些 HRT 制剂中含有能发挥雄激素作用的成分也成为其特色如替勃龙(利维爱)。但也有一些医生不赞成加用雄激素,尤其是刚绝经时,雌激素下降速度远超过雄激素下降速度,甚至一些妇女还会出现一些雄激素相对过高症状,如出现绒毛状小胡子、体毛变浓、嗓音变哑。究竟加好还是不加为好,应根据不同个人的不同情况由医生决定。

为何不能用避孕药代替性激素替代治疗

有些医务人员在考虑给妇女实行性激素替代治疗时,会想到性激素替代治疗药物中含有雌、孕激素成分,避孕药正好是雌、孕激素制剂,来源广、品种多,给更年期妇女服避孕药不是更好更方便吗? 这种想法和做法是不正确的。

① 目的不同:避孕药的目的是为了让服药的妇女避免怀孕,性激素替代治疗的药物是弥补妇女因雌激素缺乏而发生的种种更年期不适症状的治疗药,前者为预防怀孕,后者为治疗更年期症状。

② 对象不同:避孕药使用的对象以青、中年女性为主,是有生育能力的妇女,即育龄妇女;性激素替代治疗使用的对象主要是人工绝经和自然绝经的中老年妇女(也包括少数明显缺乏雌激素的绝经前妇女)。避孕药使用者主要是40 岁前即更年期开始前的妇女,而性激素替代治疗使用者主要是40 岁后的妇女直至老年。少数避孕药虽可在40 ~ 50 岁使用(如妈富隆),但其对象仍然是有生育能力的妇女。

③ 作用机制不同:避孕药的作用机制是通过给予妇女外源性雌激素,造成对下丘脑、垂体的反馈,使垂体不释放过多的卵泡刺激素(FSH)、黄体生成激素(LH),于是卵泡

不发育、不成熟，妇女没有卵子排出，就不会怀孕。性激素替代治疗药物是针对卵巢功能低下或衰竭后，妇女体内缺乏雌激素而造成全身的一系列症状，其特点是补充或弥补妇女雌激素的不足，这对于绝经后的中老年妇女以及人工切除卵巢的妇女来说是十分必要的。

④ 药物中雌、孕激素的比例不一样：避孕药属雌、孕激素复方制剂，孕激素成分比例远高于雌激素，有的避孕药为纯孕激素制剂，不含雌激素成分，均能有效达到避孕目的；性激素替代治疗中唯一需要补充的女性激素就是雌激素，孕激素的作用仅是对抗雌激素可能对人体的不良作用（如保护子宫内膜不受雌激素影响而发生癌变）。简言之，避孕药中唱主角的是孕激素，性激素替代治疗的主角是雌激素。

⑤ 药物来源不一样：避孕药是人工合成的外源性激素，成分较单纯；性激素替代治疗用的雌激素，往往是天然的。

更年期妇女都需要用
性激素替代治疗吗

更年期的变化和症状与多种因素有关，但雌激素起着举足轻重的作用。一般认为，潮红潮热症状、泌尿生殖器官萎缩明确与雌激素缺乏有关。其他方面，如骨质疏松、高血压、冠心病、精神症状、性欲问题，受较多因素影响，并非单纯由于雌激素缺乏所致。

到了绝经和绝经后期，雌激素水平明显下降，这时雌激素缺乏引起的症状会表现出来。值得注意的是并非每个妇女绝经后雌激素完全缺乏。绝经后雌激素可来自肾上腺分泌的雄激素前身物质在腺外（脂肪等组织）转化，会产生雌酮,这种转化率达3%,肥胖者可达7%,这恰恰在某种程度上补充了绝经后妇女雌激素的不足。所以,绝经后妇女不一定都会出现更年期综合征,也不一定都需要补充雌激素药物。这是一个重要的理论基础,实际上,有10%~12%的妇女确实毫无症状。

雌激素衰减是导致更年期诸多症状的重要因素,另外两个因素也是不可忽视的:一是精神因素,也就是每个妇女的性格特征,即她的性格类型、稳定性、敏感程度和忍耐力。不仅更年期的机体不平衡状态反应不同,而且表现出的症状也有所差别。二是社会文化因素,由妇女的周围环境所决定,诸如文化教养、家庭及社会气氛、人们的理解和关照等,都会起到"正"或"负"的辅助作用。

因此,更年期的问题不是单用性激素能完全解决的,不应把性激素替代治疗当作永葆青春的灵丹妙药,只有在某些妇女确有治疗指征时,在医生指导下才可合理应用。

怎样正确看待 性激素替代治疗

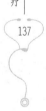

在我国普遍使用的"性激素替代疗法",近日被美国国立卫生研究院以官方的名义判了"死刑",原因是与没有使用性激素替代疗法的女性相比,使用者的心脑血管疾病发生率增加。因此,对更年期妇女应用性激素替代治疗更年期综合征、减少骨质疏松要"量体裁衣",不能对所有人采取同样的治疗方法和剂量。

美国国立卫生研究院研究者发现,与没有使用性激素替代疗法的女性相比,使用者患中风和心脏病的概率分别增加了41%和29%,患乳腺癌的概率增加了26%,静脉血栓栓塞发生率增加 2 倍,总的心血管疾病增加 22％。好处是:结肠和直肠癌发生率减少 37％,髋部骨折率减少了 1/3,总的骨折率减少 24％。该方法对心血管疾病和乳腺癌的实际危险很可能超过预防骨质疏松所带来的益处。因此认定这种疗法存在潜在的致病危险。

目前认为,在短时期内用性激素替代治疗,以缓解更年期综合征,可以减少发生乳腺癌与心脏病的危险。绝经后妇女的泌尿生殖道萎缩随年龄增长而加重,常易出现萎缩性炎症,需要补充雌激素以使泌尿生殖道上皮健康而抵抗炎症。可间断地局部用药或全身用药,剂量一定要小;或单纯采用雌三醇制剂,其对子宫内膜和乳腺影响较小,不太会发生子宫内膜癌或乳腺癌。

性激素替代治疗
为何要因人而异

由于先天因素(遗传物质)和后天体内外环境的差异,不同人之间以及同一个人在不同时间总是存在一定的差异,对某人、某时间可使用的性激素替代治疗方案,并不一定适合于其他人或其他时间。不同人之间轻微的差别可导致远期临床后果明显的不同。使用性激素补充疗法,预防退化性病变及保持良好的健康状况需要长期用药,在此期间,适应证和禁忌证及个体状况会有改变,性激素替代治疗应作相应的调整。

不同人之间差异性可表现在:a. 雌激素缺乏的程度。b. 每个人存在的健康问题与严重问题。c. 每个人愿意接受性激素替代治疗的程度和对服药的依从性。d. 对性激素的吸收、利用和代谢的不同,可导致血液中雌激素浓度在不同人之间与同一个人不同组织之间的差异。如胃肠手术后，口服用药吸收可能减少，导致肝肠循环减少，有效血浓度降低；吸烟者由于刺激肝代谢作用增强，加速了雌激素的代谢，从而需要较高剂量雌激素。e. 血液中性激素结合球蛋白的浓度，如甲状腺功能减低、高胰岛素血症、肥胖者血中性激素结合球蛋白浓度较低，雌激素与之结合相应减少，游离雌激素水平增高。f. 靶组织对性激素的反应性等。

因此，在进行性激素替代治疗前，应详细了解既往病史，目前生理、心理的健康状况，病人的要求，体格检查与必要的检验，才能提高性激素替代治疗的安全性。

性激素替代治疗
会有哪些不良反应

性激素不仅对维持、保证性器官发育完善有重要意义，并且会影响骨骼发育、自主神经系统的平衡，甚至情绪、体力、代谢等都将受到不同程度的影响，直接与身心健康有关。步入更年期以后，卵巢功能逐渐衰弱，终至绝经，体内性激素水平明显下降，产生一系列功能紊乱，如生殖器萎缩、自主神经系统紊乱、骨质疏松、心血管疾病等。适当补充性激素可望改善临床症状，有益于身心健康。然而，有些人可能出现一些不良反应，常见的有：a. 消化道反应：如恶心、呕吐、食欲不振等，有的会发生胃痛、腹泻、便秘等，这些症状可在服药过程中自行减轻或消失，但也有些病人会随服药反应加重，这时就需停药。b. 阴道出血：是性激素替代治疗中最常见的不良反应，即使较少反应，也可能引起阴道出血。为排除子宫内膜癌引起的出血，必要时需做诊断性刮宫检查。c. 阴道分泌物增多：由于雌激素对生殖器的作

用,腺体分泌会有所增加,有些妇女会误认为是疾病引起,因此用药前需向她们说明。d. 乳房胀痛:服用雌激素或孕激素均可能引起乳房胀痛,通常与雌激素剂量有关,停药后可消失。e. 皮肤病:通常发生于用经皮肤吸收的雌激素药物,如含雌激素的皮贴片等,可发生皮疹或皮肤过敏,应停药观察。f. 全身肿胀和体重增加:常常与应用雌激素后体内水钠滞留有关,停药后可恢复。g. 胆囊疾病和血栓性疾病:可能会增加胆囊结石症的发生率,因雌激素会降低胆汁中某些成分,易于形成胆石;长期应用大剂量合成雌激素可能会增加血栓的形成,应选用天然雌激素,并以最小有效剂量服用。

～ 性激素替代治疗会致癌吗 ～

性激素替代治疗会不会致癌,是人们对性激素替代治疗的主要顾虑。迄今与雌激素替代治疗有关的恶性肿瘤有子宫内膜癌和乳腺癌,性激素不会增加其他类型(如卵巢癌、宫颈癌)的发生。

研究表明,长期单独应用雌激素治疗,子宫内膜癌的发生率会增加,危险性随着剂量的增加而升高,也随着雌激素使用时间的延长而升高。加足量、足够时间孕激素的性激素替代治疗,通过孕激素拮抗雌激素的作用,使子宫内膜癌的危险性明显下降,但不能完全消除子宫内膜癌的发生。因为并非所有子宫内膜癌都与雌激素有关,在性激素替代治疗中若有异常阴道流血,应警惕子宫内膜癌的发生。雌激素使用者患子宫内膜癌的妇女,相对于非使用者,其恶性程度较低,发生转移的较少,手术治愈的机会增多,手术后存活的时间比较长。接受雌激素治疗的妇女应有严密的定期随访措施，一旦发生子宫内膜癌也能早期被发现。

关于雌孕激素替代治疗与乳腺癌发生的关系，目前多数学者认为，不超过 5 年的短期激素补充治疗，不增加乳腺癌的危险性。但对 55 岁以上、已服用雌激素 5 年以上的妇女，患乳腺癌的危险有所增加，应加强随访，认真权衡利弊。

在性激素替代治疗中，目前尚无确切证据说明性激素与宫颈癌、外阴癌发生有关。卵巢癌的发病因素很多。有报道说，性激素替代治疗可能会降低卵巢癌的危险，在随访中卵巢癌病例确实很少。但性激素替代治疗对卵巢癌究竟有何影响，还有待于进一步研究。

性激素替代治疗
乳房胀痛怎么办

乳房胀痛和液体潴留导致水肿是雌激素治疗中的常见不良反应，也与孕激素治疗有关。若孕激素是周期性服用导致该症状的原因，那么症状将可能是周期性的，这些症状通常会随着时间的延长逐渐改善。若症状与给予的雌激素剂量有关，那么就需降低雌激素的用量。然而，偏低的剂量不足以控制病人的血管舒缩症状或减轻阴道萎缩。如每天低于 0.625 毫克结合雌激素的剂量，不足以保护免于骨的丢失和冠心病。若病人已经服用最低剂量的性激素补充治疗，症状可以通过加用利尿剂来减轻。

利尿剂通过提高肾脏对体内潴留水的排泄起作用，缓解乳房胀痛和水肿。在用利尿剂之前，排除其他可能引起液体潴留的因素是非常重要的，如心脏疾病（心力衰竭等）、肾脏疾病或肝脏疾病等。

应用利尿剂应注意潜在的不良反应,如电解质紊乱。应选择一种较缓和的利尿剂,如螺内酯(安体舒通),每天25~100毫克。也可服用一些治疗水肿的中草药。

性激素替代治疗
阴道出血怎么办

应用激素替代治疗时,由于外源性雌激素的作用,使绝经妇女子宫内膜发生增生,长期单独应用雌激素的妇女,可能因为突然停药,体内雌激素水平下降,发生撤退性出血。少数单独用雌激素的妇女有时并没停药也会发生阴道出血,这是由于体内雌激素水平发生波动,子宫内膜发生突破性出血。在服用雌激素的同时周期性加用孕激素可导致预期的撤退性出血,常有周期性,持续数日自停。每天连续性雌激素加孕激素治疗的妇女阴道流血较少。

性激素替代治疗中所发生的阴道出血,常引起人们的紧张,可向医生进行咨询。如果是雌、孕激素周期性序贯治疗者,出现规律性出血且数日后自行停止,可不必进行诊刮。这种现象仍属正常,可进行阴道超声观察子宫内膜的厚度,一般子宫内膜厚度小于或等于4毫米时,子宫内膜为萎缩;若大于4毫米时或每周增长厚度大于0.2毫米,应考虑子宫内膜有增生过度的可能;若伴有不规则阴道流血且淋漓不断,应及时就医检查原因,必要时进行子宫内膜活检与诊断刮宫,排除子宫内膜过度增生或子宫内膜癌的发生。

每个妇女对性激素替代治疗中阴道出血看法不同,应根据年龄、治疗的目的、更年期综合征的严重程度等来区别对待,选用适当的药物和剂量。对某些中、重度更年期综合征病人且近期绝经的妇女,告知她们出血的原因后,周期性雌激素加用孕激素治疗导致规律性撤退性出血对其精神有较好作用;对一些服用性激素预防骨质疏松与心血管疾病,绝经时间较久的妇女,以及对阴道出血有极大顾虑者,最好选用不易引起出血的治疗方法,如连续性雌、孕激素治疗、尼尔雌醇片(雌三醇的衍生物)加服孕激素(3~6个月1次)等进行治疗。

性激素替代治疗应怎样进行随访

性激素替代治疗过程中性激素的制剂、剂量、方案的选择因人而异,这是由于每个人雌激素缺乏的程度、雌激素缺乏后表现的症状、涉及的部位及其严重程度各有不同,每个人对性激素吸收、利用、代谢能力与作用靶器官的反应性也不同,因此必须随访激素替代治疗的疗效与不良反应,酌情进行调整。

随访内容包括了解疗效与不良反应,用药安全性,以便及时调整用药,进行解释教育,从而争取最好的效果。随访内容有用药后症状的变化,阴道涂片或血雌二醇水平,血脂变化与骨密度的变化。随访用药安全性有血压、体重、乳房检查、盆腔检查(必要时 B 超随访子宫内膜厚度)、不良反应、阴道出血情况,有无新发生的疾病,综合评价能否继续进行性激素替代治疗。

随访间隔时间:一般刚开始用药时 4~8 周随访 1 次,了解症状变化与不良反应。以后若无特殊情况可每半年至一年 1 次,若有异常情况应酌情增加随访次数。在性激素替代治疗的同时,其他医疗和保健措施不可忽视,如同时治疗高血压、糖尿病,加强锻炼等。

怎样用谷维素治疗
更年期综合征

临床报道,用谷维素治疗更年期综合征有很好的效果。谷维素可选择性地作用于大脑的自主神经系统和内分泌系统的中枢,能改善自主神经功能失调,改善内分泌平衡障碍及精神神经失调,具有稳定情绪、减轻焦虑与紧张状态的功效,并能改善睡眠,可用于更年期综合征,解除焦虑、烦躁等症状。临床观察发现,用谷维素 10 毫克,每日 3 次,共用 4~8 周,治疗更年期综合征症状改善率达 85%。通过观察还证实,谷维素能明显降低三酰甘油,且无明显不良反应。

谷维素是从米糠油中分离出来的。动物实验证明,谷维素对小鼠有刺激性腺和促进生长作用;对大鼠能阻止其中枢衰退,增加丘脑下部大脑边缘系的儿茶酚胺样物质,使垂体前叶嗜碱性细胞增殖,改善微循环降低血脂类。微循环状态对人血管中的血液循环及组织细胞的功能的维持有重要意义,微循环排除废料,以实现物质交换。该功能是否健全是组织器官能否履行生理功能的前提。谷维素对治疗更年期综合征、改善自主神经功能失调及精神神经症状可能与其改善神经组织微循环有关。动物实验证明,该药还能抑制下丘脑的老化,改善下丘脑－垂体－性腺轴的功能。显示谷维素是治疗更年期综合征的有效药物。

谷维素的一般用法为每日 3 次,每次 2~3 片(每片 10 毫克),个别重症更年期综合征病人,每日可服 30 片。经临床观察,谷维素是一种安全、有效治疗更年期综合征的药物。

中医学是怎样辨证分型更年期综合征

中医学认为,肾虚是更年期综合征之本,最易累及脏腑如心、肝、脾三脏,表现为肾阴不足,阳失潜藏。由于肝肾同源,也常引起肝失濡养,水不涵木,进一步发展为阴虚阳亢;如为肾阳虚,则出现脾阳虚之证候。中医学认为更年期综合征病因错综复杂,故以相应表现辨证分型。

① 肝肾阴虚:阴虚内热,表现烦躁易怒、烘热汗出、五心烦热、头晕耳鸣、口干咽燥、大便干结、月经失调、舌质红、苔薄、脉细。

② 脾肾阳虚:脾肾索亏,阳气不足,表现精神萎靡,形寒肢冷,腰背酸冷,纳呆腹胀,大便不实,小便清长、频,夜尿尤多。月经后期经量稀淡,舌胖嫩,色淡白,苔薄,脉沉迟或沉细。

③ 心肾不足:心阴不足,心火偏旺,或肾阴不足,使心肾失交。表现头晕耳鸣、心烦易怒、心悸怔忡、失眠梦扰、舌苔薄、舌红而干、脉细数或细软。

④ 肾阴阳两虚:精血亏虚,真阴真阳俱虚,表现烘热汗出、继即畏冷、头晕目眩、神疲乏力、心烦不宁,尿后余漓不尽,舌淡苔薄,脉细沉。

⑤ 痰热上扰:头晕目眩,精神情绪紧张,喜怒无常或抑郁少欢,无故悲伤,自怨自责,或烦躁不宁,激动易怒,不能自律,大便干结,苔薄黄或白燥,脉细沉,舌质红或边尖红。

⑥ 淤阻络痹:或因气滞,或由阳衰,导致气血运行不畅或血离经脉,表现神志不清、肢体麻木、心神不宁、胸闷腹痛、纳呆、失眠或嗜睡、体痛如蚁行、舌暗苔薄,或舌布瘀点、

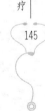

舌下脉络瘀紫、脉沉涩。

中医学是怎样辨证治疗更年期综合征

中医学理论认为,肾气是妇女生理活动的根本,更年期综合征症状所表现的征候以肾虚为主,涉及脏器较多,应辨证分型后分别诊治。

① 肝肾阴虚:宜滋肾养肝,育阴潜阳。首选方药为:知柏地黄丸或左归丸加减:知母 10 克,黄柏 10 克,熟地 24 克,萸肉 12 克,山药 15 克,菟丝子 15 克,枸杞子 12 克,茯苓 10 克,巴戟肉 10 克,甘草 6 克。随症加减:心烦失眠者加莲子心、百合、炒枣心各 12 克,以养阴止血;潮热盗汗者加龟板、鳖甲各 12 克,以育阴除热。

② 脾肾阳虚:宜温肾健脾。首选方药为:右归丸合理中汤:熟地 24 克,山药 15 克,菟丝子 15 克,山萸肉 12 克,仙灵脾 10 克,仙茅 10 克,鹿角胶 12 克。随症加减:水肿者,加茯苓、泻泽各 10 克,以利水;夜尿多者加益智仁、覆盆子各 12 克,以缩尿;出血淋漓者加乌贼骨、仙鹤草各 12 克,以止血。

③ 心肾不足:治宜滋水补肾,养心宁神。方药为:左归饮合酸枣仁汤加减:当归 10 克,生地 10 克,山萸肉 10 克,山药 10 克,五味子 6 克,知母 6 克,黄柏 6 克,麦冬 9 克,皂板 9 克,白芍 9 克,黄连 5 克,茯苓 10 克,酸枣仁 20 克。

④ 肾阴阳两虚:宜调养阴阳。方药为:二仙汤合甘麦大枣汤加减:仙灵脾 12 克,仙茅 10 克,黄柏 6 克,知母 6 克,当归 10 克,白芍 10 克,生、熟地各 10 克,山萸肉 12 克,巴戟肉 10 克,女贞子 12 克,大枣 10 枚。

⑤ 气郁痰结、痰热上绕:宜解郁化痰,行气散结。首选方药为:导痰汤加减:半夏12克,陈皮12克,茯苓12克,枳实10克,南星10克,甘草6克。方中可加瓜蒌15克,以下气化痰;心神不安者加远志12克,煅龙牡15克,以化痰安神。

更年期潮热发作怎么办

更年期妇女在没有任何预兆的情况下,突然感到自己的皮肤一下子像着了火一样地烫,这就是通常人们所说的更年期潮热。潮热通常会自然发作,没有可观察到的激发物,夜间发作更频繁且较严重,活动、进食、穿衣、盖被过多等情况下或情绪激动时容易发作,症状严重者会影响情绪、工作和睡眠,病人感到很痛苦。

不管是什么突发因素,补充雌激素可以缓解因雌激素缺乏引起的血管舒缩症状。应在医生指导下服用,不可自行滥用。

同时,保持适宜的环境可能对缓解症状有好处。有证据表明,降低室内温度可能有助于潮热的发生。穿着以棉布类衣服为佳,便于皮肤透气,且穿着易于脱换,并且避免很暖和的衣服,袖子勿长,领子勿高,以此调寒暖,疏温热。

虽然没有科学的资料提示有影响潮热的特殊食物,但是减少疑有加重症状的食物,如咖啡、乙醇与辛辣的食物可能会减轻症状的发生。运动的作用还没有完全确定,但是有初步证据表明,运动能使神经内分泌处于最佳状态,也许能改善血管舒缩综合征。

避免压力,放松身心。在生活与工作中不要产生压力;当潮热出现时应注意稳定情绪,可采用放松和沉思方式,想象自己处在凉快的地方,心静则凉,也可以喝一杯凉开水等,对于缓解潮热也有作用。

患了更年期功血
有哪些治疗方法

更年期功血治疗的目的是快速彻底地止血,调整月经周期,减少月经量,一般不必再考虑恢复排卵功能。

① 一般治疗:加强营养,补充铁制剂、维生素 C、维生素 K 和蛋白质,贫血严重者应及时输血;流血时间长可给予抗生素预防感染。

② 止血:止血的方法有刮宫、性激素应用和其他止血药的应用。a. 刮宫术:止血的最好办法是刮宫,对大量出血者要求在 24~48 小时内止血,建议多采用诊断性刮宫术,既能迅速止血又有助于明确诊断,排除器质性病变。对近期已刮宫病理诊断为功能性出血者不必反复进行刮宫术。b. 性激素应用:常用的性激素包括雌激素、孕激素和雄激素。更年期首选性激素是孕激素,使增殖期或增生过长的子宫内膜转变为分泌期,停药后使子宫内膜按预定时期脱落,这种方法也称"药物性刮宫"。常用的人工合成孕激素有炔诺酮(妇康片)、醋酸甲地原酮(妇宁片)、醋酸甲羟孕酮(安宫黄体酮)与孕酮(黄体酮针)等。c. 其他止血药:可以配合应用以减少出血,如巴曲酶(立止血)、卡络柳钠(安络血)、6-氨基己酸等。

③ 调整周期:止血后,对今后月经的调整可采用周期性孕激素治疗,目的是使子宫内膜有周期性脱落。出血量多者可配伍雄激素以减少出血量。治疗中应注意监测子宫内膜的变化,如仍有不规则出血,应进一步排除器质性病变,必要时可进行子宫切除术。

怎样应用性激素治疗更年期功血

更年期功血由卵巢功能逐渐衰退导致性激素分泌失调所引起,可用性激素来治疗更年期功血。

① 孕酮(黄体酮):常用黄体酮10～20毫克,每日肌内注射一次,3～5天。用药期间出血量逐渐减少或停止,但停药后2～3天子宫内膜脱落出现撤退性出血,5～6天后出血停止。该药又称药物性刮宫,可用于止血。同时,还可加用雄激素丙酸睾丸酮25毫克,每日肌注,以减少出血量。

② 炔诺酮(妇康片)醋酸甲羟孕酮(炔诺酮)5～7.5毫克,醋酸甲地孕酮(妇宁片)8毫克或醋酸甲羟孕酮(安宫黄体酮)8～10毫克,每6～8小时服1次,用药3～4天出血停止后,逐渐减量。每3日减量1次,减量以不超过总量的1/3为原则,减至维持量(即炔诺酮(妇康片)每日5毫克,醋酸甲地孕酮(妇宁片)每日8毫克,或醋酸甲羟孕酮(安宫黄体酮)4～6毫克),持续用药到血止后20日。停药后如发生撤退性出血,该法是最方便而快速的止血法。

③ 炔诺酮(妇康片)维持周期:药物止血后撤退性出血第5天,用炔诺酮(妇康片)5毫克或醋酸甲地孕酮(妇宁片)8毫克。每日一次口服,持续21天,3个周期为1个疗程。

④ 雄激素:可拮抗雌激素,增强子宫平滑肌与子宫血管的收缩力,减少盆腔充血从而减少出血量,但大出血时单独应用效果不佳。一般在出血时可用丙酸睾丸酮25毫克肌内注射,每日1次;也可舌下含服甲基睾丸素5毫克,共20天。应用雄激素时应注意,每月总量不能超过300毫克,以免发生男性化。

患了更年期抑郁症
应怎样治疗

① 心理治疗:主要通过医生和病人进行交谈,诚恳耐心地引导病人将内心的感受讲出来,帮助病人正确对待自己以及与发病有关的精神因素,树立起治病和养病的信心,及时发现病人可能出现不利健康的消极因素,并给予及时有效的心理疏导。

② 药物治疗:a. 雌激素补充治疗:可防止泌尿生殖道萎缩,有利于和谐的性生活,减轻自主神经功能失调,改善大脑的功能,减轻由于雌激素水平减低引起的一些消极、焦虑情绪。b. 一旦发生更年期抑郁症状,仅用雌激素补充治疗还不够,必须加用抗抑郁药。对焦虑抑郁症状突出者,可给予镇静地西泮(安定)、三唑氨安定(舒乐安定)等药物,但要注意药物成瘾;严重抑郁有自罪消极症状者,可服用丙咪嗪、氯丙咪嗪(安拿芬尼)等药物;如有猜疑、紧张不安者可酌情选用多虑平等药物;病情较轻者可服用盐酸氯氮䓬(利眠宁)、甲丙氨酸(眠尔通)、地西泮(安定)等药物。

③ 中医中药治疗:更年期抑郁症伴有阴虚阳亢等症候者,可用中药滋阴降火之法,常用中药有生地、玄参、天麦冬、石斛、石菖蒲、知母、猪苓、山萸肉、怀山药、泽泻、黄连等,也可用针灸进行治疗。

患了更年期类
偏执症应怎样治疗

更年期类偏执状态除进行必要的心理治疗外,药物治疗与精神分裂症基本相同,可选用氯丙嗪、羟哌氯丙嗪(奋乃静)、羟哌氟丙嗪(氟奋乃静)、三氟拉嗪(甲派氟丙嗪)等地西泮(安定)药物。地西泮(安定)药物都有一定的不良反应,且治疗更年期类偏执状态剂量较大,因此一定要在精神病科医生指导下进行治疗。

中医药对更年期偏执状态有一定疗效,白芍、当归、茯苓、白术、熟地、山药各 12 克,山萸肉、丹皮、泽泻、柴胡各 10 克,薄荷 6 克、合欢皮、夜交藤各 30 克。水煎服,每日 1 剂。伴有头晕目眩者加生龙骨 30 克、牡蛎 30 克;夜寐不安者加炒枣仁 20 克、琥珀(冲)2 克;大便干燥者加草决明 12 克。

总之,在治疗上不应忽视精神治疗,要向病人作耐心解释,消除顾虑。药物治疗时内分泌制剂可调整内分泌功能;抗抑郁剂可治疗抑郁、悲观;抗精神病药可治疗偏执状态。此外,电休克治疗对更年期忧郁症也不妨一试。

患了更年期神经癔症应怎样治疗

更年期神经癔症虽不影响人的寿命,但严重病人可长期处于病理状态,不能正常生活和工作,影响生活质量。治疗措施有:a. 医务人员对病人进行耐心仔细的解释工作,使病人了解该病的性质以解除其顾虑(该症属无器质性疾病)。b. 家属或单位的领导及同事一起设法改善生活和工作环境,避免各种容易引起病情加重的因素。c. 鼓励病人多进行户外活动,做一些适合身体状况的体育锻炼。d. 给予必要的药物治疗,如镇静剂,一般用五味子糖浆 5～10 毫升,每日 3 次。对有严重失眠者,可在睡前服用甲苯喹唑酮

（安眠酮）0.1～0.2克，苯乙哌啶酮（导眠能）0.25～0.5克等。上述药物可交替使用，对改善症状有一定疗效。对伴有焦虑和过分紧张者，可考虑使用安定剂，如地西泮（安定）、盐酸氯氮䓬（利眠宁）等。一般用药以2～3周为1个疗程，注意防止过量及长期服用带来的成瘾或中毒等不良反应。e. 给予心理咨询，及时调整病人心理状态，逐渐恢复正常工作和生活。f. 内分泌治疗：可用性激素替代治疗，包括雌孕激素联合用药，或雌、孕、雄3种激素联合用药。

患了更年期神经症应怎样治疗

　　更年期神经症应采取综合治疗。由于神经症的发病与心理社会因素密切相关，病情呈慢性迁延性病程，所以其治疗应遵循以心理治疗为主，药物治疗为辅的原则。临床上主要使用支持性心理治疗、认知行为治疗和精神动力取向心理治疗。常用的药物有抗焦虑药、抗抑郁药，甚至小剂量抗精神病药。

1. 更年期焦虑症的治疗

　　分为两个方面：自我心理治疗和药物治疗。自我心理治疗的目的是学会自我控制和情绪调节，增强战胜疾病的信心。

　　① 主动学习更年期保健知识：到有关医疗卫生保健部门的医生处咨询，了解和学习有关更年期的科学知识，懂得自身的生理和心理特点，提高自我保健意识，提高自我调节与控制的能力，以乐观态度正确对待焦虑症状，有效地进行自我保健。

　　② 积极进行生理、心理锻炼：合理安排好工作、生活与

休息,使身心得到调节,情绪得到改善,症状得到缓解。通过参加适当的体育活动,如散步、慢跑、气功、广播操等减轻心理紧张。参加有意义的社会活动,促进人际交往,使生活丰富多彩。保持良好的心理素质,有益于身心健康。

③ 加强自信和自我深度松弛:自信是治愈神经性焦虑的必要前提,有了自信就能最终驱逐焦虑。自我深度松弛就是从紧张情绪中解脱出来,例如在精神稍好的情况下,去想象和种种可能的危险情景,让最弱的情景首先出现,并重复出现,再慢慢想到任何危险情景和整个过程都不会出现。

④ 经常自我反省和自我刺激法:通过自我反省,把潜意识中引起痛苦的事情说出来,必要时可以发泄。发泄后症状一般可消失。自我刺激法是在胡思乱想时,找一本有趣、能吸引人的书阅读,或从事紧张的体力劳动,忘却痛苦的事情,这样可以防止胡思乱想而产生其他病症,转移自己的注意力,增强适应能力。

⑤ 自我暗示催眠:通过数数或用手举书本阅读,促使自己入睡。

必要时可服用些抗焦虑药物治疗,但需在医生的指导下使用。

2. 更年期强迫症

防治强迫症方法有:a. 开导支持法:就是以说服教育的方式,鼓励其以顽强的意志和毅力来克服这种病态。b. 药物治疗:氯丙嗪、盐酸氟西汀(百忧解)等药物对强迫症状有较好疗效;地西泮(安定)、三唑氯安定(舒乐安定)、多塞平(多虑平)等药物对抗焦虑紧张、改善睡眠疗效较好。

3. 更年期妇女疑病症的防治

以心理治疗为主。俗话说"心病还得心药医",疑病症可说是"心病",是一种心理障碍,伴随神经功能失调。在症状明显期,主要通过心理开导、说理、解释、保证来消除病人的疑虑,同时用抗焦虑或抗抑郁药物,减轻焦虑和抑郁情绪。家属要密切配合医生治疗,为病人安排好工作、生活,转移注意力,摆脱病态,不必长期休养。在康复期心理治疗着重对疾病性质认识的教育,去除敏感自疑因素,纠正偏异性格、心理,促使身心健康发展。

患了外阴白色病变应怎样治疗

外阴白色病变(慢性外阴营养不良)的病因还不十分清楚。以前过分强调该病可发生癌变的可能性,主张采用单纯外阴切除以缓解症状和防止癌变,但疗效较差,而且复发率高达 50 %～70 %。在长达 10 余年的随访中发现,该病癌变率仅为 2 %。在病理切片排除癌变后,目前大多倾向于保守治疗,采用中西医结合综合治疗,疗效较为满意。

① 一般治疗:经常保持外阴皮肤清洁干燥,禁用肥皂或其他刺激性药物擦洗,避免用手或器械搔抓发痒处,不食辛辣或刺激性易过敏食物。衣着要宽松,勿穿不透气的化纤内裤,平时宜穿透气的棉制内裤,保持外阴干燥。

② 药物治疗:对增生型营养不良可用糖皮质激素[氟轻松(肤轻松)、氢化可的松软膏]涂擦患处,止痒效果较好,同时能改善局部病变;硬化苔癣型(萎缩型)用 10 %鱼肝油软膏或 2 %丙酸睾丸酮鱼肝油软膏,每日涂抹,持续8～10周,可使皮肤增厚变软,瘙痒消失。可配合维生素 A 软膏局部外用,以减缓瘙痒及软化局部皮肤。对混合型者,可采用上述两类药物交替或合并使用。

③ 中医治疗:外阴清洗方:蛇床子 15 克,百部 15 克,苦参 15 克,明矾 15 克。每天熏洗 2～3 次,10 天为 1 个疗程,不仅止痒,还可使色素沉着。另外用中药(黄芪、丹参、鸡血藤、白癣皮、赤芍、桃仁、僵蚕、木香,水煎服)活血化瘀,对外阴硬化苔藓型也可获得较好的疗效。

④ 全身治疗:补充多种维生素 A、维生素 C、维生素 E 等,精神紧张、瘙痒明显以致失眠者,可服用些镇静、安眠及脱敏药物。

⑤ 激光和冷冻治疗:可止痒,促进溃疡愈合,白色病变消失,色素沉着,但有一定复发率。

⑥ 手术治疗:若经保守治疗仍有经久不愈的溃疡、硬节,及早取活组织检查。若有重度不典型增生或癌变,应进行手术切除(单纯外阴切除术),术后仍应进行定期随访。

如果治疗效果不好,病变持续加重,尤其是发生溃烂者,应警惕癌变的可能。

～ 患了外阴瘙痒应怎样治疗 ～

① 一般治疗:保持外阴清洁,每日用温水清洗外阴 1～2 次,不要用热水洗,忌用肥皂,严禁抓痒,避免机械与化学物品等刺激,衣着宽松,忌酒、辛辣或过敏性食物。

② 病因治疗:治疗引起瘙痒的局部和全身性因素,如滴虫、霉菌、糖尿病和维生素缺乏等。

③ 对症治疗:a.外用药:在医生的正确指导下,根据症状、急性炎症时局部可用 3% 硼酸溶液或 1%～2% 间苯二酚(雷锁辛)溶液湿敷。洗后局部擦 40% 氧化锌软膏、冰硼散油膏,均有润肤止痒作用。也可用茵陈、苦参、土槿皮、薄荷各 15 克煎液坐浴。慢性瘙痒可用地塞米松软膏或 2%

苯海拉明软膏涂擦。更年期外阴白色病变可用1%~2%丙酸睾丸酮软膏。b. 内服药、瘙痒严重影响工作和生活者需全身用药,可用苯海拉明(可那敏)25毫克或马来酸氯苯吡胺(扑尔敏)4毫克口服,每日3次,既有脱敏也有镇静作用。另外,可适当选用维生素A、维生素C及叶酸片,有助于恢复皮肤正常生理功能。

④ 精神因素治疗:打消思想顾虑,及时到医院检查,在排除其他疾病的情况下,有一些过分注意造成的条件反射,尤其是反复搔抓的更年期妇女应听从医生的劝告和意见,保持情绪稳定,转移注意力,通过自身的调节和控制来克制产生外阴瘙痒和搔抓的想法。

外阴瘙痒在妇科临床上极为常见,一般经过对症处理后可以痊愈。对于久治不愈的顽固性外阴瘙痒,特别是处在更年期的病人,应警惕有外阴癌的可能。

患了老年性阴道炎应怎样治疗

老年性阴道炎属一般性疾病,也不是所有绝经后的妇女都会感染,一旦患了老年性阴道炎应及时治疗。治疗原则为增加阴道抵抗力及抑制细菌的生长繁殖。

① 用1%乳酸或0.5%醋酸液洗冲阴道,以增加阴道酸性度,每日1次。必要时局部可撒布涂抹抗生素粉剂或软膏。冲洗后局部用药,甲硝唑栓放人阴道深部,7~10天为1个疗程。

② 雌激素局部或全身用药:一般经过上述局部治疗即可奏效,对炎症较重者可辅以雌激素治疗。雌三醇乳膏(欧维婷)或含有雌激素的栓剂,每晚睡前放人阴道,7~10天

为 1 个疗程,效果均佳。

③ 中药治疗:口服知柏地黄丸,每次 6 克,每日 2 次;也可用中草药煎汤熏洗外阴,配剂为:苦参 30 克,蛇床子 30 克,黄柏 30 克,土茯苓 30 克,蒲公英 15 克,白鲜皮 30 克,水煎。

∽ 患了外阴癌应怎样治疗 ∽

外阴癌的治疗原则以手术治疗为主,晚期可辅以放疗和化疗综合治疗。对应早期的外阴癌病人的治疗应该个体化,根据病情采取最适合其病情的治疗方法,在不影响预后的前提下,尽量缩小手术范围,减少手术创伤和并发症。

① 手术治疗:根据临床分期不同,手术范围从最小的单纯浅表外阴切除到最大的外阴广泛切除、双侧腹股沟及盆腔淋巴结清扫术(应根据膀胱、上尿道或直肠受累情况选作相应的切除术)。手术后外阴失去了原来的形状,且手术伤口不能一期愈合,需要长期换药或植皮,术后的瘢痕收缩会影响夫妻生活,对病人心理和生理影响较大。

② 放射治疗:外阴鳞状细胞癌对放疗较敏感,但外阴组织本身对放射线耐受性极差,易发生明显的放射反应(肿胀、糜烂、剧痛),难以达到放射根治剂量。放疗常用于下列情况:与手术配合行术前局部照射,缩小癌灶再手术;外阴广泛切除术后行盆腔淋巴结照射;术后局部残存癌灶或复发癌治疗。

③ 化疗:多用于晚期癌或复发癌综合治疗,配合手术及化疗,可缩小手术范围或提高放疗效果。

患了宫颈癌应怎样治疗

宫颈癌的治疗方法有手术、放疗及化疗,并可根据具体情况(如临床分期、病人年龄、全身情况)配合应用各种方法,重视治疗方式的个体化和首次治疗。

① 手术治疗:主要用于临床分期为ⅠA~ⅡA的早期病人,优点是年轻病人可保留卵巢及阴道功能。常用术式为广泛子宫切除术、盆腔淋巴结清扫术及腹主动脉旁淋巴结活检术,年轻病人卵巢正常可保留。根据术后病理检查明确病变累及范围,选用术后化疗和放疗。

② 放疗:适用于ⅡB晚期、Ⅲ、Ⅳ期病人,或无法手术病人。包括腔内照射及体外照射。早期病例以局部腔内照射为主,腔外为辅,用以控制局部原发病灶。晚期反之,用以治疗宫颈旁及盆腔淋巴结转移灶。

③ 手术及放疗联合治疗:适用于局部病灶较大,可先做放疗待癌灶缩小后手术,该方式现已少用。手术治疗后有盆腔淋巴结转移、宫旁转移或阴道有残留癌灶者,可术后放疗消灭残存癌灶,减少复发。

④ 化疗:主要用于晚期或复发转移的病人。也可作为手术或放疗的辅助治疗,还可用于放疗增敏。

患了子宫内膜癌应怎样治疗

子宫内膜癌治疗方法有手术、放疗、化疗与孕激素治疗。根据分段诊刮结果、子宫大小、癌肿分化程度等确定治疗计划。

① 手术治疗:是子宫内膜癌的主要治疗方法,尤其是

对早期病例。手术范围根据临床分期确定：Ⅰ期，病变局限于子宫体，应进行次根治性手术加盆腔淋巴结清扫切除。Ⅱ期，病变已达子宫颈，应进行根治性手术加盆腔淋巴结清扫术。

② 手术加放射治疗：Ⅲ期，病变已扩散至阴道以外。Ⅳ期，病变已累及盆腔外，或膀胱、直肠受累，可进行手术、放疗或化疗、孕激素治疗等综合疗法治疗。年纪较大、体质差或合并全身严重性疾病，不能承担手术者，可采用单纯放疗。

③ 孕激素与手术、放射综合治疗：孕激素对肿瘤细胞有直接的抑制作用，大多用于复发癌或晚期失去手术机会的病例，减少复发率，增加肿瘤对手术的敏感性。

④ 化疗：可用于晚期病例，或与手术、放疗等配合应用。

患了卵巢肿瘤应怎样治疗

发现卵巢肿瘤时，鉴别肿瘤的性质是至关重要的，因为性质不同，处理和预后也截然不同。发现卵巢肿瘤后，一定要及时就医，由医生决定是否需要手术。

① 卵巢非赘生性囊肿：包括卵泡囊肿、黄体囊肿、多囊卵巢、卵巢巧克力囊肿等，这些囊肿并不是肿瘤，体积也不大，直径很少超过5厘米。这些囊肿由于液体吸收或囊壁破裂，往往能自行消失，因此不需手术。观察几个月，常可发现行经后囊肿会缩小或消失。巧克力囊肿是因为子宫内膜异位到卵巢所致，每次行经时囊肿会因局部出血而增大，如果囊肿增大较大或者发生破裂时，才需要手术。

② 卵巢良性肿瘤：是妇科常见的肿瘤，种类繁多，表现多种多样。小的卵巢良性肿瘤直径只有几厘米，大的可达10厘米以上，甚至腹部看似足月怀孕那样。肿瘤多为囊性。如果确诊为卵巢肿瘤，一般都需要进行手术治疗。

③ 卵巢恶性肿瘤：卵巢恶性肿瘤治疗有手术、化疗、放疗、中药及免疫疗法等，以手术治疗为主，化学疗法、放射疗法为辅。各种方法要密切配合、合理应用。

手术治疗也称为肿瘤细胞减灭术，要求切除全子宫、双附件、阑尾、大网膜及盆腔内肉眼可见的瘤灶，使癌细胞数减少到最低限度。

化学治疗已成为卵巢恶性肿瘤的主要辅助手段，手术切除后用化疗预防肿瘤复发，或继续杀灭手术无法切尽的残存肿瘤细胞。化疗可使一些晚期肿瘤缩小，变为活动性的，为以后手术创造条件。化疗方法很多，有静脉化疗、腹腔化疗、联合化疗等。

放射治疗主要是根据卵巢恶性肿瘤不同组织类型对放疗有不同的敏感性进行选择，卵巢无性细胞瘤对放疗最敏感，手术后加放疗效果最好。

中药和免疫治疗的目的是增强病人免疫力，调动机体免疫机制，对相应的肿瘤产生免疫反应，以达到破坏肿瘤的目的，在卵巢肿瘤的治疗中起着越来越重要的作用。

患了子宫肌瘤应怎样治疗

子宫肌瘤的治疗需根据病人的年龄、有无生育要求、有无症状及肌瘤的大小等具体情况综合给予考虑。

① 定期复查、随访观察：当子宫肌瘤不太大（子宫小于怀孕3个月大小）、病人没有什么症状感觉时，一般3

个月或半年复查 1 次。待自然绝经后,多数子宫肌瘤不会继续长大,并可能逐渐缩小以致消失。当然即使绝经后,也应根据医生意见定期复查,以免发生恶变,耽误疾病的诊治。

② 药物治疗:到目前为止还没有可使子宫肌瘤消失的特效药。一般药物治疗子宫肌瘤的效果不太令人满意,只能起到暂时控制症状的作用,停药以后症状往往还会出现。药物治疗适用于子宫肌瘤不超过怀孕 3 个月的子宫大小,症状不明显,年龄接近绝经期或已经绝经,以及病人有严重的内外科疾病,全身情况较差、不能耐受手术的病人。常用药物主要有以下几种:a. 雄性激素:如甲基睾丸素、丙酸睾丸酮。用药后可使月经量减少,但一定要根据医生的要求使用,过量会出现面部痤疮、声音变粗、长出胡须等男性化反应。b. 他莫昔芬(三苯氧胺):它属抗雌激素药物,用药后可使子宫肌瘤缩小,但停药后可能会再长大。c. 抗孕激素米非司酮(息隐):它可使肌瘤体积缩小,但停药后又会重新长大。d. 促性腺释放激素:这是下丘脑产生的一种激素,可抑制垂体、卵巢功能,降低雌激素水平使子宫肌瘤缩小,但停药后肌瘤又会重新生长。由于价格昂贵,国内应用较少。所有的药物都应在医生指导下应用。

③ 手术治疗:手术是目前治疗子宫肌瘤最常用的方法。常用的手术方法有:a. 经腹子宫肌瘤剥除术:就是剖腹把子宫上的肌瘤一个一个地剔除。这种手术适用于年轻、要求保留生育能力的病人。手术以后如果怀孕,需特别小心,因为到了怀孕的中、晚期,特别是临产时,子宫的瘢痕有可能会破裂,应在医生监护下度过孕期、分娩期。b. 经阴道子宫肌瘤摘除术:这种手术适用于脱出至阴道内的黏膜下子宫肌瘤;也可在宫腔镜下摘除突出于宫腔内的黏膜下肌

瘤。c.子宫切除术：适用于肌瘤较大、不需保留生育功能者。

患了更年期心血管疾病应怎样治疗

对于更年期心血管疾病的治疗上，需要根据病人的具体情况，进行饮食、生活、药物、介入治疗等的综合治疗。心血管疾病常常伴随着高血压、慢性肾病以及高血脂和糖尿病等代谢紊乱的疾病，这些伴随的情况对心血管疾病本身的影响是很大的，要结合这些疾病的轻重，进行相应的处理，以便达到较好的疗效。

心血管疾病本身的治疗包括药物（如改善心脏供血、减轻心脏负荷、加强心脏的收缩力等）、介入、手术等，根据病情具体情况而定。冠状动脉造影检查发现动脉狭窄者，介入再血管化治疗对于冠心病病人是一种较立竿见影的治疗方式。对于心血管疾病中出现的一些紧急情况，随着科学技术的不断发展与研究，现在对于急性心肌梗死和心源性休克等，如果治疗及时（如急诊介入手术、脉内球囊反搏等），也能得到很好的处理。

同时也需要对更年期特有的情况进行相应的治疗。

怎样预防冠心病心绞痛的发生

更年期妇女由于雌激素水平降低、血脂代谢发生紊乱，降低血脂的功能随着雌激素水平的下降也随之减弱，血液中胆固醇含量增高，发生冠心病的危险性也会增加。如平时注意一些事项,可预防冠心病心绞痛的发生。

① 性激素替代治疗:雌激素能改善血脂代谢的异常,降低血液中胆固醇的浓度,扩张冠状血管,增加心肌供血,改善心肌缺血、缺氧。

② 控制饮食:限制高脂肪、高胆固醇、高糖食物,采用高蛋白质、低脂肪饮食,控制体重,减少甜食和盐的摄入。

③ 适当活动:加强体育锻炼,从事一些活动可消耗体内能量又可降低血脂浓度,消除用脑过度造成的紧张疲乏。活动量应循序渐进,避免过于剧烈的活动。通过每日的活动,可以逐步改善冠状动脉的供血量,从而减少冠心病心绞痛的发作。

④ 积极治疗,合理用药:按照医生的医嘱服用治疗冠心病和扩张冠状血管的药物,以增加心肌供血,改善心肌缺血、缺氧状态。

⑤ 注意情绪稳定,调节到一个舒畅的心理状态:在日常生活中可以看到许多冠心病病人,一受到刺激便会诱发心绞痛,甚至心肌梗死,对生命产生很大威胁。冠心病病人一定要保持情绪稳定,心情舒畅。

⑥ 加强自我保健,减少诱发因素的发生:晚餐不宜过饱,不看刺激性强的电视节目;不与别人争吵,注意保暖,防止感冒,减少呼吸道感染,坚持有规律的生活习惯和戒烟戒酒。

⑦ 适度的性生活:冠心病没有发作时,可做些日常家务,走路、上下楼梯不感到胸痛和气急时,可以过性生活,但必须适度。

⑧ 备好常用药物,随身带好:当心绞痛发作时,速将硝酸甘油含服舌下,马上休息。如果仍不能缓解,应立即送往医院急救。

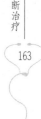

应怎样科学预防更年心

对于更年心的防治,要求社会给予足够的重视,给广大中老年妇女创造宽松的工作环境;要求病人与家人密切配合,家人应给予病人关心与理解,病人也应了解和掌握更年心方面的知识,消除心里顾虑,增强信心。同时注意营养、参加适度运动,这样就能减轻症状。

对症状严重者,在上述精神治疗和运动锻炼的基础上,可加服更年安、谷维素等药物,对消除症状有一定的疗效。对症状特别严重的,应在专科医生指导下坚持服用雌激素,进行周期治疗,能使症状缓解。

患了绝经后骨质疏松症应怎样治疗

骨质疏松症是以骨量进行性丢失为特征的疾病。一旦发生骨折将会严重影响生活质量,缩短寿命。治疗骨质疏松的原则是抑制骨吸收、刺激骨形成,预防骨量进一步丢失,减少骨折的发生率,提高生活质量。

① 性激素替代治疗:绝经后妇女采用性激素替代治疗是公认治疗骨质疏松症有效的方法。绝经后妇女服用雌激素不但可以防止骨质进一步丢失,还可以使骨量较服药前有所增加。雌激素主要是抑制骨吸收,降低骨的重建率,预防骨量的丢失。加用孕激素可避免子宫内膜癌的潜在危险。

② 第二代选择性雌激素受体调节剂(sERMs):据国外临床研究表明,这一类化合物与雌激素受体结合后,可在

某些组织中发挥类似雌激素的活性,而在另一些组织中则表现为抑制雌激素的作用,如盐酸雷洛昔芬(易维特),与性激素替代治疗(HRT)药物不同。不但能对未发生骨质疏松症绝经后的妇女起到很好地预防作用,而且还可有效提高骨质量和骨密度,预防骨质疏松性骨折的发生,从而有效地治疗绝经后骨质疏松症。

③ 钙与维生素 D 的补充:钙是骨形成中骨矿化所必需的,钙的合理补充可以改善骨吸收和骨形成的平衡,增加骨量,减少骨脆性,有效地治疗骨质疏松症。给钙的同时还应给予维生素 D,这样有利于肠道钙的吸收,一些食物中含钙量较高,如牛奶与豆制品。目前市场销售的钙剂种类繁多,最好在医生指导下应用。

④ 抑制骨吸收的药物:降钙素和双膦酸盐类药物能抑制破骨细胞活性,抑制骨吸收。此外,降钙素还具有中枢性镇痛作用,对骨质疏松症引起的腰背疼痛效果良好。

⑤ 运动:运动可以影响骨的生长和重建,适度的体育运动是维持骨量的重要因素,可降低随年龄增长所致的骨丢失。应循序渐进,坚持不懈地参加体育锻炼。

⑥ 营养:加强均衡营养,骨骼代谢所需的营养成分,如钙、磷、蛋白质、维生素及微量元素等均依赖于膳食的补充。

怎样用降钙素治疗骨质疏松症

降钙素降低血钙的主要作用是抑制破骨细胞的溶骨活性,使骨钙释出减少,雌激素有增加降钙素分泌的作用。绝经后妇女雌激素缺乏,降钙素相对缺乏,抑制破骨细胞的溶骨作用减弱,溶骨时骨量发生丢失导致骨质疏松。

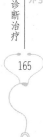

补充外源性降钙素来治疗骨质疏松症,已日益受到人们的重视。目前有鳗鱼降钙素(益钙宁)和鲑鱼降钙素(密钙息)两种药物,用药后能抑制破骨细胞活性,抑制骨吸收,具有增加骨量和明显的镇痛作用。益钙宁和密钙息均为肌内注射,根据需要制订治疗方案。如为了止痛,密钙息每日或隔日1次,每次50~100单位,疼痛缓解后改为每周1~2次;益钙宁每周2次,每次10单位,一般4周能见到镇痛效果。目前已开发出经鼻腔给药的喷雾剂型,每日50~400单位,1次或多次喷鼻。

降钙素不良反应一般较少,偶有过敏反应,如面潮红、寒战;消化道症状,如恶心、腹泻;神经症状,如头昏、眩晕、心慌等;过敏体质、支气管哮喘病人不宜使用。经鼻腔给药的滴鼻密钙息,不良反应比注射方法明显减轻,应用这种方法治疗骨质疏松症,病人可在家中自行使用,提高病人的接受能力。

中老年人应怎样合理补充钙

在预防和治疗骨质疏松症时,钙剂是最为普通而常用的药物。我国营养学会推荐的每日钙的摄入最为每日800毫克,但能达到标准的人群只有一半,中老年人更低,每日平均不足400毫克。

对于钙的补充,一般以食用钙为主。钙的最佳食物来源是奶类,每250毫升牛奶可以提供大约250毫克钙;海带、深绿色叶菜、豆类、虾皮等含钙量也很高。

对于饮食中不能摄入足量钙含量的人,可采用补充钙剂来提高钙的摄入量。钙制剂分为两大类:无机钙和有机钙。无机钙现有磷酸钙(含元素钙23%)、碳酸钙(含元素钙40%），两种药的含钙量均较高，但必须在胃内变成可溶性钙才能吸收，胃酸缺乏者会影响吸收。有机钙制剂有葡萄糖酸钙（含元素钙9%）、乳酸钙（含元素钙13%）。病人可根据需要，确定钙制剂的用量。

不同钙制剂的吸收率不完全一致，以碳酸钙的吸收率为最好，其次为乳酸钙和牛奶中的钙。维生素D可促进小肠对钙的吸收，常与钙剂联合使用。肝肾功能正常的人，摄入的维生素D，可在体内转变为活性型发挥药效作用。可选用钙尔奇D（含钙600毫克，维生素D，125单位）或凯思立（含钙500毫克，维生素D，200单位），每天口服1粒，十分方便。

补充钙时应注意：维生素D可以增加肠道对钙的吸收，如长期补钙合并大量维生素D可能产生高钙血症，尿钙排出增加，可能会发生尿路结石。因此，每日生理性补充维生素D应限于300~400单位。此外，妇女绝经后单纯补钙吸收能力较差，如钙与雌激素合并使用，可增加钙的吸收。

患了更年期乳腺疾病应怎样治疗

乳腺增生是乳腺组织导管和乳腺小叶在结构上的退行性病变及进行性结缔组织生长的结果。现代医学认为，内分泌、社会环境、精神心理因素、膳食和遗传因素都会影响乳腺的生理情况。女性绝经后，随着雌激素水平的下降，乳腺增生往往不治而愈。但乳腺增生与乳腺癌可以同时存在，定期体检有助于排除乳腺的其他疾病，尤其是早期乳腺癌。

乳腺增生的治疗，主要是对症，该病预后较好，有的经过一段时间可自行缓解。中医药物治疗该病疗效较好，大多采用调节内分泌的方法。中成药可选用逍遥丸、乳增宁、乳枝散结片等；西药大多是激素类药物，易加重内分泌失调，扰乱月经周期，一般不主张用这类药物治疗。但是药物都只能缓解症状，不能根治乳腺增生。在药物治疗的同时，需要对其他的影响因素进行一些调节，包括饮食、生活、精神心理因素等，这些方面的治疗原则同更年期其他疾病是一致的。

乳腺癌的治疗主要是手术治疗，应根据病理学类型、临床分期等决定手术范围、术前术后放化疗等治疗情况。最重要的是早发现、早诊断。疾病的不同时期对治疗方式的选择是至关重要的。总之，即使是恶性肿瘤，手术联合放化疗，也需要病人的心理、饮食等多方面的调整配合。

怎样治疗糖尿病

全面控制 2 型糖尿病的危险因素可以降低心血管和微血管病变的发生。诊断糖尿病时应注意保护或逆转胰岛β–细胞功能以及改善胰岛素敏感性，不仅仅是控制血糖。除了控制空腹高血糖，还应注意餐后血糖和糖化血红蛋白达标，减少全天血糖波动。糖尿病心血管病的病因及发病机制十分复杂，与高血糖、多种危险因素有关，因此糖尿病防治策略应是全面治疗心血管危险因素。除积极控制高血糖外，还应纠正脂代谢紊乱、严格控制血压、抗血小板治疗（例如阿司匹林）、控制体重和戒烟等并要求达标。

糖尿病的治疗首先要控制体重和饮食。合理分配、确定每日饮食总热量和糖类、蛋白质、脂肪的组成后，换算为食品后制订食谱,并根据生活习惯、病情和配合药物治疗需要进行安排。可按每日三餐分配为 1/5、2/5、2/5 或 1/3、1/3、1/3。并应进行有规律的合适运动。根据年龄、性别、体力、病情及有无并发症等不同条件,循序渐进和长期坚持。

其次为口服药物和胰岛素治疗。根据病情选用促胰岛素分泌剂、双胍类、噻唑烷二酮类、葡萄糖苷酶抑制剂等药物单独或联合或与胰岛素联合应用。胰岛素剂量决定于血糖水平、胰岛 β-细胞功能缺陷程度、胰岛素抵抗程度、饮食和运动状况等,一般从小剂量开始,根据血糖水平逐渐调整。

怎样控制肥胖

肥胖对人体害多利少。为减少心血管、糖尿病等严重威胁人体健康的疾病,控制饮食、减轻体重具有重要意义。控制肥胖的措施有:

① 调节好心理平衡,顺利度过更年期:很多人在更年期情绪波动很大,容易消极、抑郁,也容易急躁、易怒,有些以吃喝来对付这种情绪上的变化,从而导致肥胖。需要充分认识到更年期是人生的必然阶段,应加强更年期保健知识的学习,消除思想顾虑,稳定情绪,注意劳逸结合与生活规律。合理安排好自己的生活节律,早日将生物钟调节到新的平衡,顺利地度过更年期。

② 饮食调节:控制高糖和高脂肪食物的摄入,饭量每天应限制在 300 克以下,少吃或不吃动物性脂肪。尤其是应控制糖类的摄取,它在人体内极易被分解、吸收,进食过多会诱发胰腺释放大量的胰岛素,促进葡萄糖转化成脂肪

储存于体内。适当补充优质蛋白质,如鱼、瘦肉、黄豆等,防止蛋白质的缺乏;经常食用含糖量少,含丰富维生素、纤维素的新鲜蔬菜和水果,对防治肥胖非常重要。饮食方式可采用少量多餐制,以减轻饥饿感,饭后半小时应适当活动,以增加热量的消耗。

③ 适当运动:选择适合自己体力的运动,运动后不增加饭量,持之以恒,循序渐进,肯定有成效。经过一段时间的适宜运动,不仅可以达到减肥的目的,还可使心脏、脑等器官得到锻炼。锻炼方式应因人而异,有条件的可以打球、游泳,不方便的可选择打拳、散步、做操。应根据自己的爱好和原有的运动基础来选择合适自己的运动项目,根据身体健康状况选择适宜的运动强度和运动量。目前认为老人散步是较理想的锻炼方式,步行可达到全身肌肉活动的目的。步行的时间、速度因人而异。康复专家认为适度的运动以活动后轻微出汗、心率增加小于10％为佳。

④ 药物治疗:在医生指导下用一些药物,作用机制是抑制食欲、减少胃肠道营养物质吸收、干扰脂质合成代谢,这些药物不同程度地影响人的正常生理代谢,造成对身体的损害,因此药物减肥绝不可盲从和自作主张,最好在专科医生指导下,慎重选用。

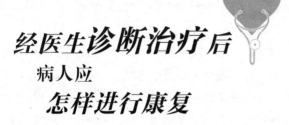

经医生诊断治疗后
病人应
怎样进行康复

姓名 Name＿＿＿＿＿＿＿性别 Sex＿＿＿＿年龄 Age＿＿＿＿

住址 Address＿＿＿＿＿＿＿＿＿＿＿＿＿＿＿＿＿＿＿＿＿＿

电话 Tel＿＿＿＿＿＿＿＿＿＿＿＿＿＿＿＿＿＿＿＿＿＿＿＿

住院号 Hospitalization Number＿＿＿＿＿＿＿＿＿＿＿＿＿＿

X 线号 X-ray Number＿＿＿＿＿＿＿＿＿＿＿＿＿＿＿＿＿＿

CT 或 MRI 号 CT or MRI Number＿＿＿＿＿＿＿＿＿＿＿＿

药物过敏史 History of Drug Allergy＿＿＿＿＿＿＿＿＿＿＿

经医生治疗后病人
应怎样康复

更年期综合征的发生、发展,有一定的规律和诱发因素,并不是每个人必定会出现。主要原因是性激素分泌减少导致功能失调。只要在未发病之前避免诱发因素,预先做好思想准备,采取有效措施,可防止或减轻更年期综合征的发生。

无论男女,在一生中都要经历更年期,但发生更年期综合征需要医治的却不太多。我国女性占 10%～20%,男性不足 10%,说明发病率并不高。有关临床资料分析,更年期综合征的发病原因是多方面的,有心理因素、环境因素、遗传因素、文化程度等,其中心理因素尤为重要。只要在进入更年期前有充分的思想准备,心理上能适应,一般都能顺利地通过这一年龄段。

从更年期的种种临床表现分析,更年期综合征以功能衰退为主,并非系统的器质性病变,所以如何使器官功能衰退减慢、恢复或保持神经内分泌的动态平衡,可能不出现更年期综合征的表现。

更年期综合征的出现既然不是必然的,而且更年期的性激素衰退是渐进性的,有一定的规律可循,只要主观上能给予调节,使之逐步适应衰减现象,或酌情给予药物,可以避免出现更年期综合征。

总之,只要认识到更年期是人们由成年进入老年的必然阶段,主动意识到内分泌功能是属缓慢的衰退,环境、生活会发生一系列变化,随时注重调节并加以顺应,这样可以预防更年期综合征的发生和发展。

怎样预防更年期综合征

更年期综合征既然不是每个人所必然出现的,又不是器质性病变,主要发生原因是性激素分泌减少所致功能性失调,只要正确认识更年期的生理变化,预先有思想准备,并自身加以调节,就能预防其发生与发展。

① 正确认识更年期:更年期是人体功能由盛到衰的过渡阶段,体力上的衰退、器官功能的减退都是必然的,它们既不是器质性病变,也不是不可克服或一旦出现就永久存在的病理状态。经过一段时间后,通过自身复杂的调节过程,神经内分泌系统可在新的情况下,重新建立起新的平衡,更年期症状可逐渐消失。正确认识更年期的生理心理变化,对顺利平稳度过更年期、预防更年期综合征的发生有着积极的意义。

② 保持心态稳定,维护心理健康:更年期人的情绪与其他时期相比,相对不够稳定,这是一般规律。研究发现,心理活动的变化会影响人的生理状态,不仅对循环系统产生影响,而且直接影响自主神经系统的功能发生变化,从而出现情绪激动、心跳加快、忧郁、心跳减慢及胃肠功能紊乱等症状。保持心态稳定,使心理状态处于平衡,是预防更年期综合征的重要措施。

③ 定期进行健康检查:健康检查已越来越受到重视,通过定期健康检查可以及时发现身体状况的变化,制订有效的防治方案,对保障健康十分重要。

④ 合理安排生活起居:更年期生活起居的安排是否合理,对健康保健十分重要。养成有条不紊的生活节奏,使生物钟正常运作与生理功能合拍,劳逸结合,合理膳食,对更

年期的生活十分有益。

更年期应怎样保持心理健康

更年期是性成熟期向老年期过渡的时期。由于内分泌功能减退与这个时期可能发生变化的现象较多,使思想情绪产生不稳定因素,影响心理状态的平衡。许多研究说明,心理活动的变化影响着人的生理活动,加重自主神经紊乱,同时对循环系统和消化系统功能紊乱也会起到一定的作用。保持心理健康,在自然平和的状态下度过更年期,是更年期保健工作中十分重要的内容。怎样保持更年期的健康,减少以至消除更年期各种症状的发生,不仅要注意躯体方面的情况,更应重视各种心理反应。正确对待更年期的心理变化,保持心理健康,对于缓解更年期症状、平安度过更年期十分重要。

① 正确对待更年期发生的生理变化,了解在更年期出现的某些不适是暂时的,机体适应了以后会逐渐消失,避免造成紧张情绪,产生疑虑。

② 出现不适或有疾病应该到医院去检查,排除不必要的思想顾虑,不要在医生之外谈论健康的变化,同事之间避免交谈对健康不利的刺激性话题,否则容易造成焦虑和多疑。

③ 正视现实生活,客观地看待自己的能力。给自己一个正确的目标,不要过高评价自己的工作能力,避免失败后精神萎靡不振,产生疲惫的工作状态,不利于心理健康。

④ 合理安排好工作和休息,培养广泛的兴趣和爱好,充实业余生活,既可排解忧愁,又可丰富生活乐趣。

⑤ 善于暴露自己的真实心情,有不愉快的郁结找知己

者倾诉心中的疑虑和不快,也可以大哭一场发泄委屈。因为情感性眼泪含有毒素,流泪可以排泄体内毒素。

⑥ 要心胸宽广,不苛求他人,避免造成紧张的人际关系与不和谐的家庭、邻里关系。

⑦ 适当参加一些户外活动,消耗体力,分散注意力,可以调节情绪,缓解心理压力,保持心情愉快。

⑧ 情绪激动时可暂时让步,俗话说退一步海阔天空,不和他人争名夺利,保持知足者常乐的心态,有利于心态平衡,维护心理健康。a. 保持乐观的情绪。处事待人要心胸开阔,宽厚为怀,不斤斤计较,患得患失。任何事情都能拿得起,放得下,培养自己成为一个乐观、豁达、性格开朗的人,对更年期面临的身体、生活方面的变化,要善于自我调节和适应,保持心情愉快。b. 学会控制自己的感情。进入更年期后由于生理功能开始下降,会产生一些消极情绪,如焦虑、抑郁、悲观等。要学会制怒、忌愁,心中有不平之事要想方设法释放出来。当遇到烦恼时自己意念中要有"想宽些"的念头,这样能摆脱苦闷,心情平静。c. 克服消极的自我暗示。消极的自我暗示往往使自己心中忐忑,特别是对自己身体上出现一些不适惊慌恐惧。因此,进入更年期后阅读一些有关更年期卫生的医学书籍,或到医生那里咨询请教,提高卫生知识水平,正确认识更年期这一特殊生理阶段。对于更年期出现的一些不适和疾病,到医院去检查,排除不必要的思想顾虑;即使有了某种疾病,也应面对现实,配合医生积极治疗。d. 养成良好的生活习惯,合理安排生活和工作,从事适度的脑力和体力劳动,使生活既有规律,又有乐趣。e. 家庭关系的和睦以及周围同志的关心是平安度过更年期的重要保证。和睦的家庭气氛可使每个成员心情愉快,解除烦恼和忧伤,能使更年期的人感到生活充实有

希望。f.开展更年期的保健咨询工作,使人们对更年期的心理变化得以充分了解,保持乐观、稳重的心理,把握自己的情绪,平稳度过更年期。

更年期抑郁症病人
应怎样自我心理调节

更年期妇女患了抑郁症之后,仅靠医生单方面的治疗显然是不够的,还需病人积极配合。在药物和心理治疗的同时,病人还应进行自我心理调节,要有良好的心理状态。

① 对疾病要有正确的认识:更年期抑郁症是更年期妇女由于不能适应生理功能衰退而出现的一系列变化及与有关环境、遗传、性格等因素参与引起的精神障碍,是一种预后良好的精神疾病,一般都能自愈,仍能正常工作、学习和生活。患病后应尽早去医院积极治疗,千万不要讳疾忌医。

② 某些处于抑郁症早期、病情又较轻的病人,能认识到自己有抑郁情绪,还不至于产生轻生厌世的念头。这时可在心理医生的帮助下,学会矫正自己的认知曲解,这样不仅能使情绪迅速好转,还可增强病人的自信心。

③ 在日常生活中,及时调整心态,减少失落心理:世上没有一帆风顺的事,在人生道路上难免会碰到困难和挫折。更年期离退休后,权力、地位、待遇的变化甚大. 而且青春年华逝去,健康状况不如以前,同时家庭结构也可能发生变化,父母亲去世,子女独立离家,于是便产生了失落心理。

④ 要减轻失落心理带来的抑郁情绪,就得学会客观、辩证地思考问题,坦然面对现实。这样能提高心理承受能力,避免失落心理的产生,更不会因此而发生抑郁症。

外阴白色病变病人应怎样进行康复

外阴白色病变多见于更年期妇女，个人卫生、饮食调节、伴发疾病等对白色病变的治疗效果和复发等都有重要的影响，应积极进行预防。

① 保持局部清洁：更年期妇女生殖器官萎缩，抵抗力降低，易引起外阴、阴道及泌尿系器官发炎。要讲究外阴部卫生及经期卫生，养成良好的卫生习惯，每天睡觉前清洗外阴部，最好用温开水，用柔软毛巾轻柔地清洗。勤更换内衣，内裤要宽大，最好选用柔软的棉织品，不要过暖。有糖尿病的病人，因其尿中含糖，会刺激外阴部产生奇痒，应每天多次清洗外阴部，一般用温水，禁用温度高的热水烫洗（虽然这样做能暂时缓解外阴瘙痒，但会使外阴皮肤干燥、粗糙，不久瘙痒会更明显），忌用碱性肥皂、花椒水熏洗，不长期使用刺激性强的药物清洗外阴。

② 消除一切易引起瘙痒的局部和全身因素：如由过敏引起的，应寻找过敏原，如卫生垫、橡皮月经带、香皂、避孕套等，并停止使用；勿穿化纤内裤。自己的清洗盆具、毛巾不要与他人混用，以免交叉影响。

③ 平时多吃水果，少吃刺激及辛辣食物，保持心情舒畅，不要过分注意外阴瘙痒、不自觉地搔抓，避免精神过度紧张。

④ 积极治疗糖尿病，维生素 A、维生素 B 缺乏症，肝脏疾病等全身性因素，预防外阴瘙痒的发生。

⑤ 性激素替代治疗预防生殖器官及泌尿系器官萎缩引起的泌尿生殖道感染，减少或消除阴道分泌物及尿液对

外阴部的刺激。

⑥ 治疗尿道炎、阴道炎,也是预防瘙痒复发的措施。

外阴和阴道的局部
应怎样护理

注重讲究卫生,减少阴道感染的机会。老年妇女的外阴皮肤一般干燥、萎缩,经常使用肥皂等刺激性强的清洁用品清洗外阴,会加重皮肤干燥,引起瘙痒,损伤外阴皮肤。清洗外阴时应用温开水,可以加少许食盐或食醋,以增加阴道酸度,提高局部抵抗力。也可用一些中药成分的外阴洗方,来缓解不适症状。

由于老年妇女阴道黏膜菲薄,阴道内弹性组织减少,因此过性生活时有可能损伤阴道黏膜及黏膜内血管而引起感染,可以在性生活时涂少量消毒过的润滑剂。同时,注意性生活的频次,不可过频,也不要因为惧怕得病而过度节欲。

外阴出现不适时,需要及时就医,不要乱用治疗霉菌或滴虫的药物,或者其他一些治疗皮肤病的药物,如皮肤湿疹等,以免适得其反,加重病情。引起老年性阴道炎的细菌多为大肠埃希菌、葡萄球菌等杂菌,不像育龄期女性以霉菌性阴道炎、滴虫性阴道炎最多见。平时应注意卫生,以减少患病的机会。

食疗有哪些重要性

建议老年女性以及有卵巢早衰征兆的中年妇女,早晚空腹时用凉开水送服 1～2 汤匙新鲜蜂王浆,并坚持每天喝一杯鲜豆浆,或者吃一份豆制品,蜂王浆和大豆都含有丰富的天然雌激素。

　　饮食应遵循清淡营养、低糖低脂的原则,宜稀软清淡,忌食辛热刺激性食物,以免诱发阴道瘙痒,忌海鲜发物、腥膻之品,忌甜腻食物等。

妇科恶性肿瘤病人应怎样进行康复

　　恶性肿瘤的处理是个艰巨的任务,在正规治疗之后,还需要长期的康复治疗,可以说其治疗是终身的。康复期并非高枕无忧,大部分肿瘤病人在康复期死于肿瘤的复发和转移。定期复查、重视康复和进行综合调理是每个出院病人必须高度重视。病人自身需要在心理上接受这个情况,然后积极配合医生进行随访,以求达到身心理康复。即使晚期癌症,也不应该轻易放弃,需对症治疗,努力提高病人的生活质量。

　　同时,心理调整也是康复很重要的一部分。帮助病人消除心理障碍,增加生活的乐趣,对提高病人的生存质量能起到很大的作用。恶性肿瘤本身对病人来说已经是一个很大的不幸,其生活的适应力下降,甚至严重缺失,必要的心理调整是必不可少的。

　　康复期要注重食疗,增加营养,提高免疫力,还应该进行适当的锻炼,有助于康复。

　　肿瘤放、化疗之后的不良反应是个很重要的问题。避免去人群密集的地方,按照医生的指导,提高对不良反应的认识,可以进行一些中医治疗。在肿瘤的康复中,中医药治疗可贯穿于肿瘤治疗康复始终,其重要作用无可替代,它通过调理全身提高病人的免疫力,从而增强对肿瘤的防治作用。

子宫肌瘤病人
应怎样进行康复

　　子宫肌瘤的发生主要和雌激素（子宫局部高浓度或高敏感性）相关。高脂肪食物能促进雌激素的转化、生成和释放，故肥胖妇女常常有血中雌激素偏高，而且她们的子宫肌瘤的发生率也明显升高。

　　不论采取什么方式治疗子宫肌瘤，都应该尽量降低各种诱发因素。虽然现在子宫肌瘤的发病因素不很明确，但至少可以做某些方面的调整。培养良好的饮食习惯，对子宫肌瘤有一定的调节作用。坚持饮食清淡、低脂饮食，多吃瘦肉、鸡蛋、绿色蔬菜，如芦笋、芹菜、菠菜、黄瓜、冬瓜、香菇、豆腐、海带、紫菜、水果、五谷杂粮等，不食蟹虾、羊肉等发物。常吃富有营养的干果类食物，忌食辛辣、酒类、冰冻等食品。规律饮食，不宜暴饮暴食，不吃保健品，如蜂王浆、阿胶等，这些是易促进肌瘤生长的食物。

　　子宫肌瘤是比较容易复发的疾病，即使是手术治疗后的病人，也需要定期体检。不要有过多的心理压力，子宫肌瘤绝大部分是良性的。定期体检，对于万一恶变也是最好的检查方式。

更年期心血管疾病病人
应怎样进行康复

　　① 合理膳食：心血管疾病的发生发展过程中，常被一些因素所影响，如高血脂、高血压、吸烟，以及长期脑力劳

动、工作压力大等，这些高危因素对心血管疾病的防治起着很重要的作用。合理膳食是首先要解决的重要问题，病人在饮食上要严格注意以下几点：a. 控制胆固醇的摄入量。研究证明，高胆固醇的人，冠心病的发病率比正常人高5倍。心血管疾病病人应少吃动物脑髓、内脏、蛋黄、蟹黄、贝类、鱿鱼等胆固醇高的食物。b. 控制脂肪摄入的质与量。饱和脂肪酸能升高血胆固醇，多不饱和脂肪酸则能降低胆固醇，所以在膳食中要控制猪油、牛脂油饱和脂肪酸的摄入。同时增加植物油或者鱼油等富含多不饱和脂肪酸食物的相对摄入量。c. 多吃富含维生素C的食物，如蔬菜、水果。维生素C可增加血管弹性，保护血管。d. 增加膳食纤维的摄入。膳食纤维能吸附胆固醇，阻止胆固醇被人体吸收。膳食纤维含量丰富的食物有粗杂粮、米糠、麦麸、干豆类、海带、蔬菜、水果等。e. 限盐。高盐膳食可增加心血管病的发病率，有轻度高血压或有高血压家族史的人，食盐摄入量应控制在每日5克以下，对血压较高或合并心衰者，每日用盐量以1~2克为宜。f. 多吃豆制品：大豆富含多种人体所必需的磷脂。常吃豆腐、豆芽、豆腐干、豆油等豆制品有益于人体健康，能够预防心脑血管疾病。

　　心血管疾病病人，同时还要戒烟限酒，少喝浓茶，并可应用以下食疗中药：山楂、大蒜、海藻、海带、莲子、龙眼肉、玉米须、银耳、黑木耳、茭白、草菇等。总之，宜少食多餐，切忌暴饮暴食，合理调整饮食结构。

　　② 运动、生活习惯的调整：加强体育运动必不可少，每天坚持运动1小时，活动时心率以不超过170与年龄之差为宜，或以身体微汗、不感到疲劳、运动后自感身体轻松为准，每周坚持活动不少于5天，持之以恒。对于有器官受累者，特别是心脏供血不足而症状明显者，应控制活动，经药

物治疗,病情好转后再逐渐增加活动量,以防不测。避免精神紧张、情绪激动、失眠、过度劳累、生活无规律、焦虑、抑郁。要保持心平气和,尽量少生气。

③ 定期体检:45 岁以上中年人、肥胖者、有高脂血症家族史者、经常参加吃喝应酬者、高度精神紧张工作者,都属高危对象,应定期(至少每年 1 次)检查血脂、血压等指标。尽量少服用干扰脂代谢的药物,如 β－受体阻滞剂(心得安)、利尿剂、如氢氯噻嗪(双氢克尿塞)、呋喃苯胺文(速尿)、类固醇激素等,这些药物均可使血脂升高。积极治疗影响血脂代谢的有关疾病,如糖尿病、甲状腺功能减退、肾病综合征、乙醇中毒、胰腺炎、红斑狼疮等,这些病均可干扰血脂代谢。

④ 中医保健:中医药对心血管病的防治有一定的疗效,如治疗急性心肌梗死或心功能不全,用益气活血或益气养阴活血治疗;冠心病心绞痛应活血化瘀治疗,预防冠心病介入性治疗后再狭窄应采用理气活血等。

更年期骨质疏松症病人应怎样进行康复

① 应选择哪些食品:钙是骨质的重要成分,约占骨质的 26%。按我国标准,每个成年人每天摄入 600 毫克钙,可满足机体的需要。但是,我国目前平均每天的钙摄入量仅为 400~500 毫克,而且,钙质量也较差,大多来自植物性食品,如稻谷、蔬菜等。中老年人,尤其是骨质疏松症的病人,对钙的吸收能力下降,更容易缺钙。

除增加钙的摄入量外,同时应注意改善食物钙质量。奶类、豆类、骨粉等均为优质钙食品,它们不仅含钙丰富,还含有大量乳糖、维生素 C 和维生素 D 等有助于钙吸收利用的营养素，因此应尽量选吃这类食品。

此外，还应注意食用新鲜蔬菜和水果，以补充胡萝卜素和维生素 C。同时，应多晒太阳，以增加体内的维生素 D，以利于钙的吸收。

深绿色蔬菜都含有丰富的钙质，只有菠菜除外，因为菠菜所含的草酸会将钙凝固，使进入体内的钙减少。

多食用虾仁、鱼、虾皮等物；家鸽、雀卵、紫河车粉（胎盘粉）等也可食用；冬虫夏草、雄蚕蛾等配合使用，能补充部分激素，间接起到预防骨质疏松的作用；补锰对预防骨质疏松也有效。

为了防止晚年骨折，除了更年期需注意补充钙质之外，还要经常运动，步行是最好的运动。如果每天饭后平均步行 20 分钟，基本上可避免骨质疏松。

② 怎样预防骨质疏松症：骨质疏松症是进行性发展的疾病，是老年人发生骨折的主要原因。骨质疏松是在不知不觉中由于骨量丢失过多所造成的。一旦发生骨质疏松或骨折后，治疗只能减慢骨丢失，缓解病情，预防恶化，不能使已疏松的骨完全逆转或恢复到正常的结构；治疗只能降低骨折的危险性，减轻痛苦。因此，应尽早地积极采取预防保健措施，以延缓和减轻骨质疏松的发生。a. 努力提高骨量峰。较高的骨量峰值具有足够的储备能力补偿骨质的丢失，努力提高骨量峰值为以后骨丢失有一个较多的骨量储备。从儿童开始，加强体力锻炼和足够的钙摄入是提高骨量峰值的重要措施。运动可促进骨形成，增加骨密度；钙是骨生长发育过程中提高骨量必需的矿物质，足够的钙摄入可增加骨含量。青少年是长骨骼的时候，每天需钙量应达 1 200 毫克。避免不良的生活习惯，如吸烟、酗酒、过多的蛋

白质和咖啡。b. 及早发现低骨量,加强自我保健。骨量会在不知不觉中丢失,骨量低于正常人群同性别骨量峰值的1~2个标准差为低骨量,是形成骨质疏松和引起骨折的重要危险因素。用骨密度仪可以较早了解骨量水平,如骨量低时及时预防用药。对40岁以后的妇女尤应尽早定期测定骨密度,以较早发现低骨量的骨折高发人群。c. 预防绝经后骨的加速丢失。目前认为预防绝经后骨质疏松症的最好药物是雌激素。补充雌激素能抑制高骨转换,减缓骨丢失,保持骨量。但性激素替代治疗应在医生指导下使用。其他抑制骨吸收的药物,如二磷酸盐、降钙素等也可以减少骨丢失、预防骨质疏松症的发生。

③ 雌激素预防骨质疏松症:有许多临床经验表明,补充雌激素可预防绝经后骨质疏松症。绝经后补充雌激素不仅能缓解更年期症状、降低冠心病发生率,而且还可预防所有骨骼的骨丢失,增加绝经后妇女的骨量,减少骨折发生率。

任何年龄、无论何种原因导致卵巢功能丧失,均可出现骨丢失。雌激素缺乏后对骨转换抑制作用减弱,骨转换时总有少量的骨丢失,高骨转换会使骨丢失加快。补充雌激素能抑制高骨转换,减缓骨丢失,保持骨量。一般雌激素治疗18个月后骨密度都有改善,治疗2年后皮质骨增加7%~10%,松质骨增加16%。但随雌激素治疗时间的延长反应略有下降,停药后,加速的骨丢失再次出现。研究发现,长期使用雌激素替代同时加钙,可使椎骨骨折的发生率降低80%;长期应用雌激素可使髋骨骨折发生率降低近50%。

总之,长期用性激素补充疗法对保持骨量、减少骨折危险是非常必要的。雌激素宜使用最低的有效剂量,最好选用天然、短效的雌激素制剂。对有子宫的妇女,在使用雌激素的同时必须使用孕激素,以预防子宫内膜癌的发生。

④ 运动可预防骨质疏松症:人骨骼中的容量主要受遗传控制,环境因素对骨量峰值也有影响。运动可促使骨的生长发育和骨量峰值的增加。运动过少不仅有碍骨的生长发育,还会使骨量峰值较低,骨密度下降,易发生骨质疏松症。从儿童开始,运动是提高骨量峰值的重要措施。研究发现,游泳运动员桡骨和背椎的容量明显高于对照组,举重运动员的骨量较游泳运动员更高;从事体力劳动的妇女比不活动的妇女有较高的骨量和骨骼健康状态;宇航员由于失重可使骨量减少。

虽然运动过少会使骨密度下降,但是过量运动若导致长期无排卵反而会对骨量产生有害影响。剧烈的需氧运动会影响下丘脑－垂体－卵巢轴的功能,导致卵巢分泌雌激素和孕激素减少,结果造成月经周期不规则甚至停止。运动性闭经的发生率随每种运动所需训练的不同而有所差异。

短期闭经(最多 6 个月)时,骨密度的降低是可以逆转的。但若闭经时间延长(2~3 年),这种骨丢失可能变得不可逆,而且将来发生骨质疏松症的危险性可能增加。长期闭经的运动员骨量丢失明显,有随时骨折的危险。年轻运动员中,只要月经规律,可以维持正常骨密度。对闭经运动员,改变训练方式并增加体重可使月经恢复,避免发生骨量严重丢失,预防骨质疏松症的发生。

⑤ 哪些生活习惯是骨质疏松症的危险因素:骨质疏松症是一种防胜于治的疾病,除性激素缺乏是骨质疏松症的危险因素外,还有一些生活习惯可能增强性激素缺乏对骨丢失率的作用、增加骨质疏松症发生的危险。a. 咖啡因可

能潜在地(尽管较弱)通过增加尿钙的排除使钙离子丢失增加,对骨骼有不良影响。b. 摄入过量乙醇对骨骼有害,因为它增加尿钙的排出,并抑制骨形成。对于酗酒的妇女,饮食中低钙摄入也是发生骨质疏松症的一个因素。c. 吸烟是骨质疏松症的另一个高危因素。吸烟与绝经后骨丢失率较高有关。吸烟者更易发生椎体压缩性骨折。吸烟是如何影响骨代谢尚不清楚,有人认为在绝经后妇女吸烟可影响雌激素和钙代谢,使雌激素水平降低,进而影响骨代谢,使雌激素对骨骼钙的保护作用减弱。已知体力活动不足对骨骼有害,建议每周至少应负重锻炼 3 天,每天至少 30 分钟,可增加老年妇女的骨矿物含量。d. 有些骨质疏松症的危险因素是无法纠正的,例如年龄的增长、身材矮小,以及该症家族史等,应该把注意力集中在那些能够改变的生活习惯上,包括饮食、锻炼、避免吸烟和过量饮酒,尽可能地降低骨质疏松症的发生和发展。

更年期乳腺疾病病人应怎样进行康复

自我检查,女性应该适当增加体育锻炼,同时养成良好的生活和饮食习惯,少喝或不喝酒,多吃水果、蔬菜、胡萝卜素及全麦食品、豆制品、海带、鱼类、酸奶,摄取足够的叶酸、维生素 D 和钙,少吃咖啡、可可、巧克力等高糖高脂的食物,不滥用保健品,以降低患乳腺疾病的风险。

精神紧张、忧伤、工作压力大、过度劳累等也是影响内分泌的重要因素,极易引起乳腺疾病。应保持愉快、乐观健康的心态,劳逸结合和积极面对人生,有助于内分泌的平衡,减少乳腺疾病的发生。同时在治疗前后应该重视自我检查和定期体检的重要性。

① 积极治疗乳房良性疾患：妇女乳腺病灶有上皮增生、改变或有不典型增生者，患乳腺癌的危险性增加2~4倍。有乳房良性疾患的更年期妇女应在医生指导下积极治疗、定期随访，减少乳腺癌的发生。

② 减少放射线照射：研究表明，因胸部疾患而多次做X线检查或长期放疗者，乳腺癌发病率比一般人高2~4倍。照射次数越多、照射年龄越早，患乳腺癌的概率越高。

③ 合理饮食：日常多食用肉类、甜食、高脂肪、高动物蛋白食物者，乳腺癌发病率较高；常吃素食、水果蔬菜、五谷杂粮等含丰富纤维、低脂肪、低动物蛋白食物者，乳腺癌发病率较低。

④ 采取适当的婚育方式：育龄妇女不要独身，不要高龄生育，要生育、哺乳。大量文献资料研究显示，从未生育过的妇女、年龄超过40岁的未婚未孕妇女、产后未哺乳的妇女，乳腺癌发生率均明显高于正常生育、哺乳的妇女。

⑤ 乐观情绪：中医学认为，乳房是肝经所至，七情内伤、肝郁气滞是乳腺病发生的主要原因；流行病学的调查也显示，性格内向、情绪抑郁、精神压力过重、焦虑的妇女更易患乳腺癌。

⑥ 避免肥胖：过于肥胖会增加体内雌激素的产生，从而诱发乳腺癌。而且肥胖使乳腺癌不易被早期发现，尤其是绝经后发生肥胖的妇女，更应提高警惕。

更年期糖尿病病人应怎样进行康复

首先应全面控制共同危险因素，包括积极控制高血糖、严格控制血压、纠正脂代谢紊乱、抗血小板治疗（例如阿司匹林）、控制体重、戒烟和改善胰岛素敏感性等。提倡合理膳食，经常运动，防止肥胖。对 2 型糖尿病的预防，关键在于筛查出糖耐量异常（IGT）人群，在 IGT 阶段进行干预处理，有可能使其保持在 IGT 或转变为正常糖耐量状态。

糖尿病是终身疾病，治疗需持之以恒。病人需要了解糖尿病的基础知识和治疗控制要求，学会测定尿糖或正确使用便携式血糖计，掌握医学营养治疗的具体措施和体育锻炼的具体要求，使用降血糖药物的注意事项，学会胰岛素注射技术，从而在医务人员指导下长期坚持合理治疗并达标，坚持随访，按需要调整治疗方案。生活应规律，戒烟和烈性酒，讲究个人卫生，预防各种感染。

对 2 型糖尿病病人，尤其是肥胖或超重者，需要在医生指导下进行医学营养治疗，包括计算理想体重、饮食成分的合理安排。这有利于减轻体重，改善糖、脂代谢紊乱和高血压，减少降糖药物剂量。

应进行有规律的合适运动。根据年龄、性别、体力、病情及有无并发症等不同条件，循序渐进和长期坚持。体育锻炼宜在餐后进行，运动量不宜过大，持续时间不宜过长。适当运动有利于减轻体重、提高胰岛素敏感性，但如有心、脑血管疾病或严重微血管病变者，应按具体情况作妥善安排。

定期监测血糖，建议病人应用便携式血糖计进行自我监测血糖；每 3～6 个月定期复查，及时调整治疗方案。每年 1～2 次全面复查，了解血脂以及心、肾、神经和眼底情况，尽早发现有关并发症，给予相应治疗。

总之，健康是生存质量的首要保证，更年期和老年期大约占女性一生的 1/3 时光。在这期间可出现一系列生理和病理变化,做好更年期保健显得尤为重要。

更年期保健主要内容有:a. 合理安排生活:重视蛋白质、维生素、矿物质与微量元素的摄入,保持心情舒畅,注意身体锻炼,预防骨质疏松。b. 重视对慢性疾病的防治:脑卒中、心血管疾病、癌症是老年人的大疾病,是致死、致残、影响更年期老年期生活质量的重要原因,是加速衰老的重要因子。c. 限制饮食:摄入充足的营养成分(蛋白质、维生素和微量元素),把热量限制得较低,可达到延缓衰老的目的。节食有降低血压、增强机体免疫功能、降低胆固醇、稳定血糖及减缓肾功能衰退的作用。适当地增加一些营养丰富的食物,少吃或不吃富含胆固醇和饱和脂肪酸的食物,要选择植物油,如菜籽油、葵花籽油,多食大豆制品,如豆腐、豆浆、豆腐干,它们都是很好的植物性蛋白;多吃蔬菜纤维,如豆芽、萝卜、芋头、海藻、叶菜类、黄瓜、青椒以及苹果、橘子等,这些都有助于消化液分泌,增加胃肠蠕动,促进胆固醇的排泄,减轻水肿的发生。c. 保持心理健康:健康的心理状态会促进更年期和老年期妇女身体健康,提高身心健康,可延缓衰老。d. 保持外阴部清洁,预防萎缩的生殖器官发生感染。e. 防治更年期月经失调,重视绝经后出血的原因,及早治疗,早期发现妇科恶性肿瘤的发生。f. 更年期妇女雌激素缺乏,支持组织的韧带松弛,容易发生子宫脱垂与张力性尿失禁,应进行肛提肌锻炼,以加强盆底组织的支持力。g. 更年期是妇科肿瘤高发年龄,应定期进行妇科普查。h. 防治更年期综合征、骨质疏松症等疾病,在医生指导下进行性激素替代治疗,缓解更年期生理与心理变化。

挂号费丛书·升级版
总 书 目

1. 专家诊治糖尿病并发症　　（内　　科）
2. 专家诊治痛风　　　　　　（内　　科）
3. 专家诊治血脂异常　　　　（内　　科）
4. 专家诊治过敏性疾病　　　（内　　科）
5. 专家诊治失眠症　　　　　（内　　科）
6. 专家指导高血压治疗用药　（内　　科）
7. 专家诊治冠心病　　　　　（心 内 科）
8. 专家诊治高血压病　　　　（心 内 科）
9. 专家诊治心肌梗死　　　　（心 内 科）
10. 专家诊治心律失常　　　　（心 内 科）
11. 专家诊治心脏疾病　　　　（心胸外科）
12. 专家诊治血管疾病　　　　（心胸外科）
13. 专家诊治消化性溃疡　　　（消 化 科）
14. 专家诊治慢性胃炎　　　　（消 化 科）
15. 专家诊治胃病　　　　　　（消 化 科）
16. 专家诊治肠道疾病　　　　（消 化 科）
17. 专家诊治脂肪肝　　　　　（消 化 科）
18. 专家诊治肝病　　　　　　（消 化 科）
19. 专家诊治胆囊炎与胆石症　（消 化 科）
20. 专家诊治胰腺疾病　　　　（消 化 科）
21. 专家诊治肥胖症　　　　　（内分泌科）
22. 专家诊治甲状腺疾病　　　（内分泌科）
23. 专家诊治甲状腺功能亢进症（内分泌科）
24. 专家诊治糖尿病　　　　　（内分泌科）
25. 专家诊治更年期综合征　　（内分泌科）
26. 专家诊治支气管炎　　　　（呼 吸 科）
27. 专家诊治支气管哮喘　　　（呼 吸 科）
28. 专家诊治肺炎　　　　　　（呼 吸 科）
29. 专家诊治肺病　　　　　　（呼 吸 科）
30. 专家诊治肺结核病　　　　（呼 吸 科）
31. 专家诊治打呼噜与睡眠呼吸障碍（呼 吸 科）
32. 专家诊治中风　　　　　　（神 经 科）
33. 专家诊治老年期痴呆　　　（神 经 科）
34. 专家诊治癫痫　　　　　　（神 经 科）
35. 专家诊治帕金森病　　　　（神 经 科）
36. 专家诊治头痛　　　　　　（神 经 科）

37. 专家诊治眩晕症	（神经科）	54. 专家诊治子宫疾病	（妇　科）
38. 专家诊治肾脏疾病	（肾内科）	55. 专家诊治妇科肿瘤	（妇　科）
39. 专家诊治肾衰竭尿毒症	（肾内科）	56. 专家诊治女性生殖道炎症	（妇　科）
40. 专家诊治贫血	（血液科）	57. 专家诊治月经失调	（妇　科）
41. 专家诊治类风湿关节炎	（风湿科）	58. 专家诊治男科疾病	（男　科）
42. 专家诊治乙型肝炎	（传染科）	59. 专家诊治中耳炎	（耳鼻喉科）
43. 专家诊治下肢血管病	（外　科）	60. 专家诊治耳鸣耳聋	（耳鼻喉科）
44. 专家诊治痔疮	（外　科）	61. 专家诊治白内障	（眼　科）
45. 专家诊治尿石症	（泌尿外科）	62. 专家诊治青光眼	（眼　科）
46. 专家诊治前列腺疾病	（泌尿外科）	63. 专家诊治口腔疾病	（口腔科）
47. 专家诊治乳腺疾病	（乳腺外科）	64. 专家诊治皮肤病	（皮肤科）
48. 专家诊治骨质疏松症	（骨　科）	65. 专家诊治皮肤癣与牛皮癣	（皮肤科）
49. 专家诊治颈肩腰腿痛	（骨　科）	66. 专家诊治"青春痘"	（皮肤科）
50. 专家诊治颈椎病	（骨　科）	67. 专家诊治性病	（皮肤科）
51. 专家诊治腰椎间盘突出症	（骨　科）	68. 专家诊治抑郁症	（心理科）
52. 专家诊治肩周炎	（骨　科）	69. 专家解读化验报告	（检验科）
53. 专家诊治子宫肌瘤	（妇　科）	70. 专家指导合理用药	（药剂科）